河南省医学教育研究项目：
基于助产士职业标准高职助产技术课程设置的研究（Wjlx2020353）

河南省教育科学“十三五”规划项目：
案例与情景模拟联合教学法在高职助产专业母婴护理教学中的应用研究（2020YB0692）

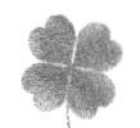

常见病病例解析丛书

妇产科病例解析

王秋红　编著

鄭州大学出版社

图书在版编目(CIP)数据

妇产科病例解析 / 王秋红编著. — 郑州 : 郑州大学出版社, 2022. 6
(常见病病例解析丛书)
ISBN 978-7-5645-8637-9

Ⅰ. ①妇…　Ⅱ. ①王…　Ⅲ. ①妇产科病 - 病案 - 分析　Ⅳ. ①R71

中国版本图书馆 CIP 数据核字(2022)第 061433 号

妇产科病例解析
FUCHANKE BINGLI JIEXI

策划编辑	张　霞	封面设计	苏永生
责任编辑	张　霞　张馨文	版式设计	凌　青
责任校对	刘　莉	责任监制	李瑞卿

出版发行	郑州大学出版社	地　　址	郑州市大学路 40 号(450052)
出 版 人	孙保营	网　　址	http://www.zzup.cn
经　　销	全国新华书店	发行电话	0371-66966070
印　　刷	广东虎彩云印刷有限公司		
开　　本	710 mm×1 010 mm　1 / 16		
印　　张	12	字　　数	163 千字
版　　次	2022 年 6 月第 1 版	印　　次	2022 年 6 月第 1 次印刷

书　　号	ISBN 978-7-5645-8637-9	定　　价	56.00 元

前言

《国务院关于实施健康中国行动的意见》从国家层面出台《健康中国行动(2019—2030 年)》,以“大卫生、大健康”为理念,坚持预防为主、防治结合的原则,以基层为重点,以改革创新为动力,中西医并重,把健康融入所有政策。党中央、国务院历来高度重视全科医生队伍建设。党的十九大报告明确提出:加强基层医疗卫生服务体系和全科医生队伍建设。特编写《常见病病例解析丛书——妇产科病例解析》,以便基层医师参考学习。

在河南省教育科学“十三五”规划 2020 年度一般课题“案例与情景模拟联合教学法在高职助产专业母婴护理教学中的应用的研究(获批编号 2020YB0692)”中,我们在课堂教学中运用实践情景的导入案例与思考,鼓励学生和临床护士运用所学知识对个案进行分析,提升他们对知识的融会贯通、临床护理和人文关怀能力。为培养学生临床批判性思维能力及独立思考与解决问题的能力,拓展学生的知识面,编写了《妇产科病例解析》作为此项目的研究成果。

《妇产科病例解析》是根据妇产科学的基本知识体系和技能要求,按妇科相关疾病、妇科生殖炎症及机械性损伤、产科相关疾病的顺序组织内容,系统介绍了各个疾病的病因、临床表现、检查、诊断、治疗等,并举例进行解析,专家点评。本书突出了技能性及实用性,按照现代护理学注重人的整体护理思想，兼顾了生理、心理、社会各个方面的内容，体现了妇产科护理专科理论与实践的最新知识。

本书在编写过程中，得到郑州大学第一附属医院护理专家郭礼、河南省人民医院助产专家魏亚娟的倾力支持，在此深表谢意。

编者

2022 年 2 月

目录

第一部分 妇科相关疾病

第一节 流产

流产是常见的妇科急症之一,常以停经后流血及腹痛为主诉就诊。流产是指妊娠不足28周、胎儿体重不足1000 g而终止妊娠。可分为自然流产与人工流产,人工流产不在本章节讨论范围内。在已知妊娠中,有15% ~20%会发生自然流产,大约80%的自然流产发生在孕早期。随着孕周增加,发生率逐渐降低。

【分类】

根据发生时间可分为早期流产与晚期流产。按照流产发展的不同阶段可分为先兆流产、难免流产、不完全流产和完全流产等类型,此外还有稽留流产、反复自然流产及流产合并感染等3种特殊情况。见表1-1。

表1-1 流产的分类

类型	描述
先兆流产	孕20周前少量流血,宫口未开
难免流产	孕20周前因妊娠流血,伴有宫颈口扩张,但没有胎儿或胎盘组织自宫颈排出
不完全流产	孕20周前部分妊娠物,非全部妊娠物排出
完全流产	孕20周前所有妊娠物(胎儿和胎盘)排出
稽留流产	孕7.5周后,宫内有妊娠囊,无胎儿组织,宫口未开
反复自然流产	孕20周前,连续自然流产≥3次
流产合并感染	常伴发于不完全流产者,阴道流血时间长

【可能病因】

流产的可能病因见表1–2。

表1–2　流产的可能病因

胚胎因素	病例(枯萎)卵–无胚胎妊娠 胚胎异常 染色体异常
母体因素	感染因素 子宫异常 免疫因素 全身性疾病 内分泌异常 免疫功能异常 严重营养不良 孕期手术或外伤 孕期放化疗 滥用药物和不良习惯 不良环境影响 遗传学血栓病
双亲因素	年龄过大(>40 岁)

【临床表现】

1. 流产的主要临床表现是停经、阴道流血和腹痛。

2. 早期流产者常先有阴道流血,再出现腹痛。

3. 晚期流产者先出现腹痛(阵发性子宫收缩),后出现阴道流血。

4. 先兆流产通常出血比较少,可伴有轻微下腹痛或绞痛。

5. 难免流产时,阴道出血量通常较其他类型流产多。此外无腹痛及阴道流血,超声检查仅见胚囊而无胚胎,或有胚胎但无心血管搏动者也归类为难免流产。

6. 不全流产者只有部分妊娠组织排出，阴道流血常较多，伴腹痛，出血时间长，患者可能伴有发热，提示合并感染。

7. 完全流产患者有流产症状，妊娠物已完全排出，后阴道流血渐止，腹痛消失。

【体格检查】

1. 测量体温、脉搏、血压和呼吸。

2. 判断有无贫血和感染征象。

3. 妇科检查　阴道内积血量，有无组织物排出；宫颈口是否扩张，有无组织物填塞，有无羊膜囊膨出，宫颈有无其他赘生物，宫颈有无举痛；宫体大小与停经周数是否相符，宫体有无压痛，宫体活动度是否正常；双侧附件有无压痛、增厚或占位。

【辅助检查】

1. 妊娠试验

尿 hCG 试纸最为方便快捷。连续测定血 β-hCG 可判断妊娠预后，正常妊娠 6 ~8 周时，其值每天增长 66%，若 48 h 增加<66%，则提示妊娠预后不良。

2. B 超

可了解是否宫内妊娠。测定孕囊大小、形态，有无胎儿心管搏动。可辅助诊断流产类型。

3. 血常规

判断流产造成患者失血、感染等情况。

4. 其他检查

甲状腺水平、宫颈功能、胚胎染色体、感染性疾病、夫妻双方免疫指标等可能导致流产的原因。

【诊断与鉴别诊断】

对于停经、阴道流血和腹痛的患者，首先应判断是否为妊娠，以此和非妊娠性疾病如异常子宫出血、卵巢肿瘤等鉴别。其次，通过体格检查、超声和血 β-hCG 等辅助检查来和异位妊娠、妊娠滋养细胞疾病鉴别。

1. 异位妊娠

阴道流血量无或较少，体格检查可发现宫颈举痛、附件区增厚、压痛等。超声提示子宫体腔以外位置见胚囊样结构。

2. 葡萄胎

妇科检查通常可以发现子宫大于相应孕周，超声提示宫腔内充满不均质密集状或短条状回声，呈“落雪状”，水泡较大时呈“蜂窝状”。通常可以检测到一侧或双侧卵巢囊肿。血 β-hCG 异常升高。

3. 妊娠滋养细胞肿瘤

葡萄胎排空后或流产、足月分娩、异位妊娠后出现阴道流血等症状应考虑该疾病。超声检查可以发现子宫肌壁间、宫腔内的原发病灶，无正常妊娠囊。检测血 β-hCG 可以帮助诊断。胸部 X 线、胸部 CT 和脑、盆腹腔 MRI 等检查可以帮助诊断转移灶。

最后要鉴别流产的类型，见表 1-3。

表 1-3　不同流产的鉴别

流产类型	病史妇科检查				
	出血量	下腹痛	组织排出	宫颈口	子宫大小
先兆流产	少或无	轻	无	闭	与妊娠周数相符
难免流产	中～多	加剧	无	扩张	与妊娠周数较小
不完全流产	少～多	减轻	有组织物	扩张	小于妊娠周数
完全流产	少～无	无	全排出	闭	正常或略大

【临床处理】

根据流产类型决定相应处理。

1. 先兆流产

注意休息,禁止同房。可予黄体酮保胎治疗(根据目前情况,不推荐常规保胎,需写明黄体酮适应证)。甲状腺功能减退者可补充甲状腺素。若临床症状加重,流产不可避免,应及时终止妊娠。

2. 难免流产

一旦诊断,应尽早清宫。若出血较多,可加用宫缩剂。

3. 不完全流产

尽早清宫。若合并失血性休克,则在抗休克同时清宫。

4. 完全流产

无特殊处理。

5. 稽留流产

先行凝血功能检查,在备血、输液的前提下清宫。也可采用米非司酮配伍米索药物引产。

6. 流产合并感染

在积极抗感染的同时清宫。

【常见护理诊断/问题】

1. 有感染的危险　与阴道流血时间过长、宫腔内有残留组织等因素有关。

2. 焦虑　与担心胎儿健康等因素有关。

【护理措施】

对于不同类型的流产孕妇,处理原则不同,其护理措施亦有差异。护士在全面评估孕妇身心状况的基础上,综合病史及诊断检查,明确处理原则,认真执行医嘱,积极配合医师为流产孕妇进行诊治,并为之提供相应的护理措施。

1. 先兆流产孕妇

先兆流产孕妇需卧床休息，禁止性生活、灌肠等，以减少各种刺激。护士除了为其提供生活护理外，通常遵医嘱给孕妇适量镇静剂、孕激素等。随时评估孕妇的病情变化，如腹痛是否加重、阴道流血量增多等。此外，由于孕妇的情绪状态也会影响其保胎效果，因此护士还应注意观察孕妇的情绪反应，加强心理护理，从而稳定孕妇情绪，增强保胎信心。护士需向孕妇及家属讲明以上保胎措施的必要性，以取得孕妇及家属的理解和配合。

2. 妊娠不能再继续者

护士应积极采取措施，及时做好终止妊娠的准备，协助医师完成手术过程，使妊娠产物完全排出，同时开放静脉，做好输液、输血准备。并严密监测孕妇的体温、血压及脉搏，观察其面色、腹痛、阴道流血及与休克有关征象。有凝血功能障碍者应予以纠正，然后再行引产或手术。

3. 预防感染

护士应监测患者的体温、血象及阴道流血、分泌物的性质、颜色、气味等，并严格执行无菌操作规程，加强会阴部护理。指导孕妇使用消毒会阴垫，保持会阴部清洁，维持良好的卫生习惯。当护士发现感染征象后应及时报告医师，并按医嘱进行抗感染处理。此外，护士还应嘱患者流产后1个月返院复查，确定无禁忌证后，方可开始性生活。

4. 健康教育

妇女由于失去胎儿，往往会出现伤心、悲哀等情绪反应。护士应给予同情和理解，帮助患者及家属接受现实，顺利度过悲伤期。此外，护士还应与孕妇及家属共同讨论此次流产的原因，并向他们讲解流产的相关知识，帮助他们为再次妊娠做好准备。有复发性流产史的孕妇在下一次妊娠确诊后应卧床休息，加强营养，禁止性生活，补充维生素C、B、E等，治疗期必须超过以往发生流产的妊娠月份。病因明确者，应积极接受对因治疗。如黄体功能不足者，按医嘱正确使用黄体酮治疗以预防流产；子宫畸形者需在妊娠前先行矫治手术，例如宫颈内口松弛者应在未妊娠前做宫颈内口松弛修补术，如已妊娠，则可在妊娠14～16周时行子宫内口缝扎术。

【结果评价】

1. 出院时，护理对象体温正常，血红蛋白及白细胞数正常，无出血、感染征象。

2. 先兆流产孕妇配合保胎治疗，继续妊娠。

病例介绍

患者，女性，28岁，已婚。因"停经2个月余，阴道流血1周，加重半天"于2016-03-02急诊入院。

生育史　0-0-0-0。

现病史　平素月经规则，末次月经2015-12-29。停经45 d，查尿hCG(+)，偶有恶心，无呕吐。1周前起少许阴道流血，量明显少于月经量，暗褐色，伴下腹隐痛，以正中为主。无发热、阴道组织物排出。曾在外院就诊，查尿hCG(+)，外院B超提示宫内早孕，腹痛较前明显，如痛经，无发热，至急诊。妇科检查宫颈口见血块，B超提示宫内见23 mm×20 mm孕囊样回声，未见胎心搏动。遂急诊入院。

既往史　未见异常。

体格检查　生命体征平稳，心、肺及腹部体检无异常。

妇科检查　阴道：畅，见较多血迹。宫颈：血染，口松，见血块。宫体：前位，孕2个月大小，软。两侧：未及异常块。

辅助检查 血常规：Hb 99 g/L，白细胞及中性粒细胞正常范围内。尿 hCG(+)。B 超检查示：子宫大小 65 mm×58 mm×67 mm，宫腔内 23 mm×20 mm 孕囊样回声，未见胎心搏动，双附件未见异常。盆腔积液无。

初步诊断 妊娠相关疾病，难免流产。

治疗措施

1. 完善肝肾功能等相关检查，检测生命体征，密切注意腹痛及阴道流血情况。

2. 立即家属谈话，行清宫术。

3. 术后抗炎促宫缩治疗。

4. 术后补血治疗。

5. 术后 2 d 出院。嘱有不适及时就诊。

专家点评

该患者为已婚育龄女性，有停经后阴道流血及腹痛史，尿 hCG(+)，B 超宫内可见孕囊，首先考虑先兆流产可能。但保胎治疗后仍发生阴道流血量增多，腹痛加重，B 超宫内见孕囊但未见胎心管搏动，考虑难免流产可能大，宜尽快行清宫术，加强抗炎、促宫缩治疗，处理得当。

第二节 异位妊娠

异位妊娠指孕囊种植于子宫腔以外的部位，是妇科最常见的急腹症之一，也是妊娠早期母体死亡的主要原因，占所有妊娠相关死亡的 4% ~10%。最常见的宫外植入部位是输卵管，占所有异位妊娠的

98%。输卵管各部位妊娠发生率如下：壶腹部（70%）、峡部（12%）、输卵管伞端（11.1%）、卵巢（3.2%）、输卵管间质部（2.4%）。但异位妊娠也可发生在宫颈、卵巢、宫角、输卵管间质部、腹腔和剖宫产瘢痕处，也可能同时合并宫内妊娠（宫内、宫外同时妊娠）。

【分类】

异位妊娠的分类见表1-4。

表1-4　异位妊娠的分类

输卵管妊娠	妊娠位于输卵管，通常位于输卵管壶腹部，其他包括间质部妊娠、峡部妊娠
腹腔妊娠	原发性腹腔妊娠：妊娠物首先并且只种植于腹膜表面 继发性腹腔妊娠：种植于输卵管口的妊娠物流产后种植于腹膜表面
宫颈妊娠	胚胎种植子宫颈管
宫角妊娠	胚胎种植于一侧宫角
阔韧带妊娠	异位妊娠的一种继发形式，原发的输卵管妊娠侵入输卵管系膜，位于阔韧带之间
卵巢妊娠	胚胎种植于卵巢皮质
宫内外同时妊娠	宫内、宫外妊娠同时存在
剖宫产瘢痕妊娠	胚胎种植于剖宫产瘢痕组织中
子宫残角妊娠	胚胎种植于畸形的残角子宫内

【可能病因】

异位妊娠的可能病因见表1-5。

表1-5　异位妊娠的可能病因

输卵管因素	盆腔炎
	输卵管妊娠史
	输卵管手术史
	输卵管发育不良
	输卵管周围肿瘤（子宫内膜异位症或子宫肌瘤）
	峡结节性输卵管炎
	绝育术后
避孕失败	目前使用IUD
	使用低剂量纯孕激素避孕药
	使用大剂量雌激素避孕药
辅助生育技术	
受精卵游走	
子宫发育不良	
手术史	剖宫产
	人工流产
	引产
	腹部手术史

【临床表现】

异位妊娠典型的临床表现有腹痛、停经、阴道流血。有研究表明：腹痛是99%患者的主要症状，停经为74%，阴道流血为56%。对有这些症状的育龄期妇女都应怀疑异位妊娠，但这些症状不具有诊断意义，因为先兆流产同样可以出现这些症状。另外，还可表现为肩痛（输卵管渗出的血液刺激横膈引起）、强烈便意（血液淤积在直肠子宫陷凹刺激引起）、头晕或休克等。当出现头晕或休克时提示输卵管已经破裂，会导致严重的腹腔内出血。

【体格检查】

1. 测量体温、脉搏、血压和呼吸。

2. 判断有无失血征象。

3. 妇科检查　后穹隆是否饱满，宫颈有无举痛；宫体大小与停经周数是否相符，宫体有无压痛，宫体活动度是否正常？宫体形态是否正常，有无异常突起？子宫体是否有漂浮感？双侧附件有无压痛、增厚或占位。

4. 下腹是否有压痛，尤其是患侧是否压痛明显？腹肌是否紧张，盆腹腔大量出血时可以伴有肌卫。

【辅助检查】

1. 妊娠试验

尿 hCG 试纸检测最为方便快捷。在 85% 的可存活宫内妊娠中，血清 β-hCG 浓度每 48 h 至少升高 66%。对于大多数（但并非全部）的异位妊娠和不能存活的宫内妊娠，β-hCG 浓度通常上升得慢很多。β-hCG 临界区：被定义为在其之上如果确实存在宫内妊娠，则超声诊断能够看到孕囊的血 β-hCG 水平。在大多数机构中，经阴道超声检查时，该 β-hCG 水平为 1500 U/L 或 2000 U/L[经腹部超声时，该水平更高（6500 U/L）]。

2. B 超

可了解孕囊位置、大小及有无胎儿心管搏动；了解盆、腹腔积液情况从而判断出血量。如子宫腔内外均未探及孕囊，不能排除异位妊娠可能，需严密检测血 β-hCG 和超声。由于子宫内有时可以看到假孕囊（蜕膜包绕潴留血液或黏液而成），应注意鉴别。

3. 血常规

异位妊娠破裂伴活动性内出血时，可出现血红蛋白及血细胞比容进行性下降或白细胞的升高。

4. 后穹隆穿刺术

采取后穹隆穿刺术发现位于后部的直肠子宫陷凹是否存在血液，该结果很容易通过经阴道超声证实。直肠子宫陷凹血液可能来自尚未破裂或已经破裂的输卵管妊娠导致的出血，也可能是卵巢囊肿破裂的结果，因此，后穹隆穿刺术检测血液结果阳性诊断价值有限。

5. 诊刮术

诊刮术作为诊断工具受到了可能损害存活胚胎的限制，当宫内妊娠已被刮除，术后一天复查 hCG 至少应下降 15%。一些作者推荐仅对 hCG 浓度低于临界区且翻倍速度慢的妇女进行诊刮术，在这些患者中，约 30% 为不可存活的宫内妊娠，其余为异位妊娠。知道诊刮结果可避免对上述 30% 的非异位妊娠患者进行不必要的甲氨蝶呤治疗。另外，诊刮术会带来宫腔粘连风险。

6. 腹腔镜检查

如果仅出于诊断目的，很少需要进行腹腔镜检查。通过腹腔镜检查发现异位妊娠，应当立即采取手术治疗。

7. 磁共振成像

可用于诊断异位妊娠，但不是一种符合成本效益的方法。对于一些难以判断的异位妊娠可以考虑辅助 MRI 判断。

【诊断与鉴别诊断】

根据临床表现、辅助检查即可诊断本病。

异位妊娠在未发生流产或破裂时，临床表现不明显，诊断较困难。没有一组病史和体格检查结果可以高度可靠地确诊或者排除异位妊娠。临床上常常基于上文所述的影像学检查（超声）和实验室检查（hCG）做出诊断。

异位妊娠应该与流产、急性输卵管炎、卵巢囊肿蒂扭转、卵巢囊肿破裂、急性阑尾炎等鉴别，见表 1-6。

表 1-6 异位妊娠鉴别诊断

	异位妊娠	流产	卵巢囊肿扭转	卵巢囊肿破裂	急性盆腔炎	急性阑尾炎
腹痛	撕裂样痛，自下腹一侧向全腹	下腹正中阵发性剧痛	下腹一侧突发性剧痛	下腹一侧突发性剧痛	下腹持续性痛	移动性下腹痛
阴道流血	量少或不定，时有组织物排出	多，有血块或绒毛排出	无	无	无	无
停经史	多有	有	无	无	无	无
腹部压痛	有	无或轻压痛	有	有	有	右下腹压痛
反跳痛	有	无	有	有	有	有
宫颈举痛	有	无	有	有	有	无
子宫增大	无	有	无	无	无	无
宫口开	无	有	无	无	无	无
附件肿块	可有	无	有	有	可有	无
后穹隆穿刺	可抽出不凝血	阴性	阴性	可抽出囊液	可抽出渗出液或脓液	阴性
hCG 测定	+	+	-	-	-	-
白细胞增高	正常或升高	正常	正常或略高	正常或略高	升高	升高
超声检查	宫内无妊娠囊，宫外肿块	宫内妊娠	附件区肿块	附件区肿块	附件区可有不规则肿块	偶见阑尾区肿块

【异位妊娠的诊断处理流程】

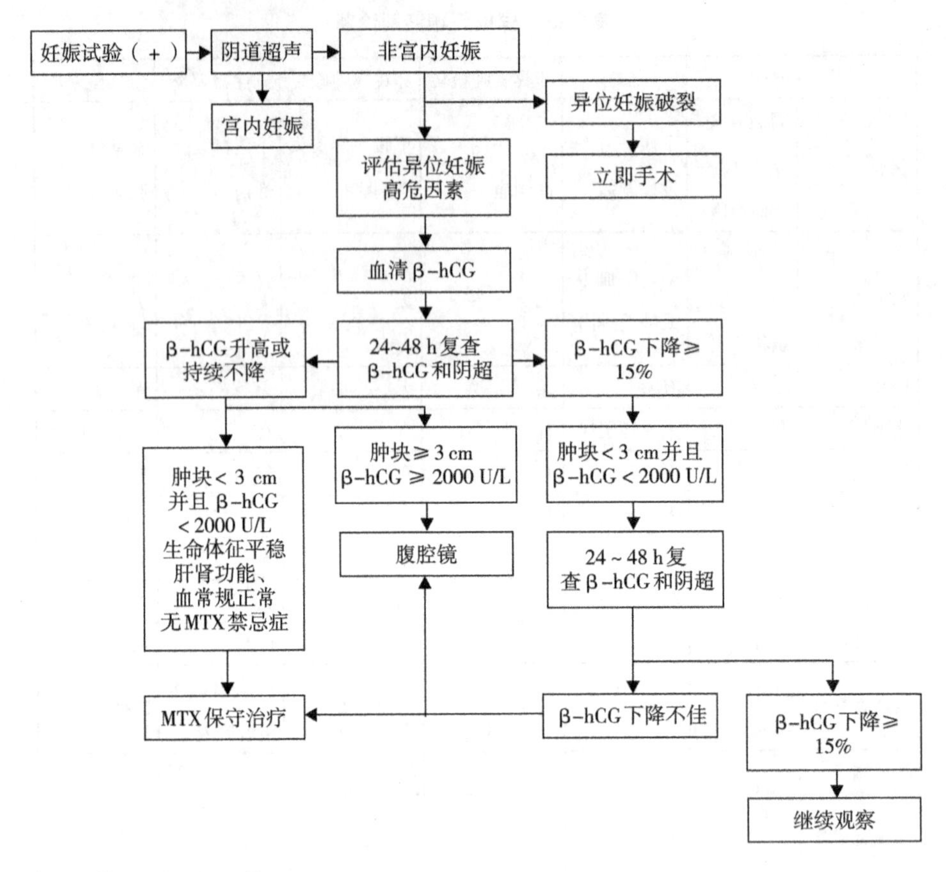

【临床处理】

应对仔细分析患者情况，根据患者病情的轻重缓急，制订相应治疗方案。

1. 大量内出血时的紧急处理

若出现血流动力学不稳定（血压下降、心率增快、四肢发冷）、血红蛋白进行性下降或超声见盆腹腔积液进行性增多等提示内出血多导致休克时，应尽快备血、建立静脉通道、输血、吸氧等抗休克治疗，并尽快手术。快速（腹腔镜或开腹）进腹后迅速找到患侧输卵管病灶并钳夹，暂时控制出血，同时快速输血补液，纠正休克，清除腹腔积血后切除患侧输卵管。

2. 无或少量内出血时的治疗

对无或少量内出血、无休克、病情较轻患者，可采取观察、药物保守或手术治疗。

(1)观察　动态随访患者血 hCG 变化及阴超(了解附件区包块、盆腔积液、内膜情况)。

(2)药物保守治疗　药物保守治疗方案见表 1-7。适应证：①一般情况良好，无活动性腹腔内出血；②盆腔包块最大直径<3 cm；③血 β-hCG<2000 U/L；④B 超未见胚胎原始心管搏动；⑤肝、肾功能及血红细胞、白细胞、血小板计数正常；⑥无 MTX 禁忌证。

表 1-7　异位妊娠药物保守治疗方案

治疗日	单剂量方案	多剂量方案 1	多剂量方案 2
1	hCG	hCG	hCG
	MTX 50 mg/m^2, im	MTX 0.4 mg/kg, im	MTX 1 mg/kg, im
2		MTX 0.4 mg/kg, im	亚叶酸 0.1 mg/kg，口服
3		MTX 0.4 mg/kg, im	hCG
			hCG 较前下降<15%，继续给药
			hCG 较前下降≥15%，停止给药，连续随访 hCG 和超声
4	hCG	hCG	亚叶酸 0.1 mg/kg，口服
		MTX 0.4 mg/kg, im	
5		MTX 0.4 mg/kg, im	hCG hCG 较前下降<15%，继续给药 hCG 较前下降≥15%，停止给药，连续随访 hCG 和超声

续表 1–7

治疗日	单剂量方案	多剂量方案 1	多剂量方案 2
6			亚叶酸 0.1 mg/kg,口服
7	hCG	hCG	hCG
	hCG 较前下降<15%,症状不缓解或加重,或有内出血应考虑手术治疗	hCG 较前下降<15%,症状不缓解或加重,或有内出血应考虑手术治疗	hCG 较前下降<15%,继续给药
	hCG 较前下降 15%~25%,再次给予 MTX 50 mg/m^2,im	hCG 较前下降≥15%,每周随访至 hCG 3 次阴性,症状缓解或消失,包块缩小	hCG 较前下降≥15%,停止给药,连续随访 hCG 和超声
	hCG 较前下降>25%,每周随访至 hCG 3 次阴性,症状缓解或消失,包块缩小		
8			亚叶酸 0.1 mg/kg,口服
14	hCG	hCG	hCG
	hCG 较前下降<15%,症状不缓解或加重,或有内出血应考虑手术治疗	hCG 较前下降<15%,症状不缓解或加重,或有内出血应考虑手术治疗	hCG 较前下降<15%,症状不缓解或加重,或有内出血应考虑手术治疗
	hCG 较前下降 15%~25%,再次给予 MTX 50 mg/m^2,im	hCG 较前下降 15%~25%,再次给予 MTX 50 mg/m^2,im,每天 1 次,共 5 次	hCG 较前下降≥15%,每周随访至 hCG 3 次阴性,症状缓解或消失,包块缩小
	hCG 较前下降>25%,每周随访至 hCG 3 次阴性,症状缓解或消失,包块缩小	hCG 较前下降>25%,每周随访至 hCG 3 次阴性,症状缓解或消失,包块缩小	
21 和 28	3 次 MTTX 单剂量给药后,hCG 下降<15%,手术治疗	2 次 MTTX 多剂量给药后,hCG 下降<15%,手术治疗	

（3）手术治疗

1）适应证：①血流动力学不稳定者；②即将发生或者已经发生的破裂者；③患者不能或不愿意依从药物治疗后的随访；④无法及时到达医疗机构行输卵管破裂的处理；⑤药物保守治疗失败。

2）手术方式：可采取腹腔镜或开腹方式行输卵管切除或输卵管保守性手术。

输卵管切除术：适用于腹腔大量出血、伴有休克的急性患者，或输卵管妊娠破裂、输卵管破坏严重的患者，或无生育要求、要求切除患侧输卵管患者。但告知患者术后自然受孕概率下降，再次妊娠发生宫角妊娠可能等风险。输卵管间质部妊娠时可行子宫角切除及患侧输卵管切除，必要时切除子宫。

保守性手术：适用于要求生育的年轻妇女。包括输卵管造口术、输卵管切开术及输卵管伞部压出术。术式的选择应根据输卵管妊娠部位、输卵管损伤情况而定。保守性手术可增加绒毛、滋养细胞残留概率，术后随访血β-hCG下降不明显，应考虑加用MTX治疗。

【预防】

1. 怀孕以及正确避孕　选择双方心情和身体状况俱佳的时机怀孕，良好的避孕可杜绝宫外孕的发生。

2. 及时治疗生殖系统疾病。

3. 注意经期、产期和产褥期的卫生，防止生殖系统的感染，停经后尽早明确妊娠位置，及时发现异位妊娠。

【处理原则】

处理原则以手术治疗为主，其次是药物治疗。

1. 手术治疗

应在积极纠正休克的同时，进行手术抢救。根据情况行患侧输卵管切除术或保留患侧输卵管及其功能的保守性手术。近年来，腹腔镜技术的发展，也为异位妊娠的诊断和治疗开创了新的手段。

2. 药物治疗

根据中医辨证论治方法，合理运用中药，或用中西医结合的方法，对输卵管妊娠进行保守治疗已取得显著成果。近年来用化疗药物甲氨蝶呤等方法治疗输卵管妊娠，已有成功的报道。治疗机制是抑制滋养细胞增生、破坏绒毛，使胚胎组织坏死、脱落、吸收。但在治疗中若有严重内出血征象，或疑输卵管间质部妊娠或胚胎继续生长时仍应及时进行手术治疗。

【常见护理诊断/问题】

1. 有休克的危险与出血有关。

2. 恐惧与担心手术失败有关。

【护理目标】

1. 患者休克症状得以及时发现并缓解。

2. 患者能以正常心态接受此次妊娠失败的现实。

【护理措施】

1. 接受手术治疗患者的护理

(1)积极做好术前准备　腹腔镜是近年治疗异位妊娠的主要方法，多数输卵管妊娠可在腹腔镜直视下穿刺输卵管的妊娠囊吸出部分囊液或切开输卵管吸出胚胎，并注入药物；也可以行输卵管切除术。护士在严密监测患者生命体征的同时，配合医师积极纠正患者休克症状，做好术前准备。对于严重内出血并发现休克的患者，护士应立即开放静脉，交叉配血，做好输血、输液的准备，以便配合医师积极纠正休克、补充血容量，并按急诊手术要求迅速做好术前准备。术前准备与术后护理的有关内容请参见腹部手术患者的护理及腹腔镜检查章节。

(2)提供心理支持　护士于术前简洁明了地向患者及家属讲明手术的必要性，并以亲切的态度和切实的行动赢得患者及家属的信任，保持周围环境安静、有序，减少和消除患者的紧张、恐惧心理，协助患者接受手术治疗方案。术后，护士应帮助患者以正常的心态接受此次妊娠失败的现实，向她们讲述异位妊娠的有关知识，一方面可以减少因害怕再次发生异位妊娠而抵触妊娠的不良情绪，另一方面，也可以增加和提高患者的自我保健意识。

病例介绍

病例一　输卵管妊娠

患者，女性，26 岁，因“停经 2 个月余，间断性不规则阴道流血 1 周余”于 2016-01-31 急诊入院。

生育史　0-0-0-0。

现病史　患者既往月经规则，5/30 d，末次月经：2015-11-25。前次月经：2015-10-25。2015-12-12 出现阴道流血，4～5 d 后干净，似月经。2016-01-25 再次出现不规则阴道流血，自测尿 hCG（+），2016-01-28 仍有阴道不规则流血，伴血块，无白色肉样组织排出，至当地医院就诊，行 B 超检查及随访血 β-hCG。2016-01-30 患者出现下腹隐痛，可间断性缓解。2016-01-31 至急诊就诊，有少量阴道流血，偶有左下腹隐痛，伴肛门坠胀感，无发热，偶有恶心、呕吐，饮食可，小便可。

既往史　既往未见异常。

体格检查　T 36.5 ℃，P 86 次/min，R 20 次/min，BP 116/76 mmHg。无贫血貌，腹部无明显膨隆，未扪及肿块，右下腹压痛，无反跳痛，无移动性浊音。

妇科检查　外阴：已婚式。阴道：畅，见少量血性分泌物。宫颈：轻糜，无举痛。子宫前位，饱满。左附件区增厚感明显，无压痛及反跳痛;右附件区未及肿块,无压痛及反跳痛。

辅助检查 血常规:Hb 133 g/L,白细胞及中性粒细胞正常范围内。尿 hCG(+)。

2016-01-28 血 β-hCG 764.90 U/L;2016-01-30 血 β-hCG 909.05 U/L。

2016-01-28 外院 B 超提示:内膜厚 14 mm,盆腔右侧混合性包块 25 mm×18 mm×16 mm,输卵管来源可能。

2016-01-28 外院 B 超:B 超提示:内膜 5 mm,盆腔左侧不均质占位 26 mm×16 mm。

2016-01-31 本院急诊 B 超检查示:子宫大小:52 mm×48 mm×43 mm;内膜厚 8 mm,左卵巢外侧见中低回声区 38 mm×28 mm×26 mm。后陷凹积液:无。提示:目前宫内妊娠证据不足,左侧混合块,输卵管来源可能。

初步诊断 妊娠疾病:输卵管妊娠可能。

治疗措施

1.完善肝肾功能、血常规、凝血功能等相关检查,监测生命体征,密切注意下腹痛及阴道流血情况。

2.拟急诊行腹腔镜检查+左侧输卵管切开取胚术。

3.术后随访 β-hCG。

4.2 d 后予以出院,嘱出院后随访血 β-hCG 至阴性。

专家点评

该患者为育龄期女性,有停经史,有不规则阴道流血,伴下腹隐痛不适,尿 hCG(+),结合超声缩减考虑为输卵管妊娠。还需注意与卵巢囊肿破裂相鉴别,既往有卵巢囊肿病史,超声可见附件区包块、盆腔积液,但尿 hCG 阴性。还需注意与宫内妊娠流产、卵巢囊肿蒂扭转、宫内妊娠合并宫外妊娠等相鉴别。临床处理上输卵管妊娠，需结合 B 超及血 β－hCG 情况综合考虑。若血 β－hCG < 2000 U/L，随访血 β－hCG 呈下降趋势，附件区包块直径<2 cm，可行药物保守治疗；若附件区包块直径>3 cm，或血 β－hCG>2000 U/L，随访 B 超附件区包块增大、盆腔积液增多，血流动力学不稳定（出现血压下降、心率增快）、下腹痛症状加重等需行腹腔镜检查术，若患者有生育要求，可行保守手术，但告知术后妊娠滋养细胞残留，持续异位妊娠需行药物治疗，必要时手术治疗可能；但腹腔镜下输卵管妊娠破裂，且输卵管组织破坏严重，需行患侧输卵管切除术；若患者无生育要求，可行患侧输卵管切除术，告知术后自然受孕概率下降，再次妊娠有宫角妊娠可能。该患者随访血 β－hCG 无翻倍增加，但呈上升趋势，附件区包块较前明显增大（直径>3 cm），盆腔积液无，且患者有下腹痛不适，有急诊腹腔镜检查手术指征。处理及时，避免了输卵管妊娠破裂需抢救手术风险。

病例二　宫颈妊娠

患者，女性，41 岁，因“停经 2 个月余，发现宫颈妊娠可能 2 周”于 2016－03－04 入院。

生育史　3－0－4－2。末次妊娠 2010 年人流，平素不避孕。

现病史　患者平素月经规则，12 岁初潮，5/30 d，量中，无痛经。末次月经：2015－12－23。2016 年 2 月初患者于当地医院查尿 hCG（+），自诉 2 月 21 日外院 B 超提示宫颈妊娠（未见报告），为求进一步治疗，2016－03－04 就诊于急诊。B 超提示：宫内早孕，胚囊位子宫腔下段及颈管内。患者无下腹痛腹胀，无阴道出血，无发热咳嗽，无恶心呕吐等不适，阴道无组织物排出，无尿频尿急，大便正常，无肛门坠胀感。精神、饮食可，睡眠可。

既往史 既往未见异常。

体格检查 T 37.2 ℃,P 101 次/min,R 20 次/min,BP 106/70 mmHg。无贫血貌,腹平,肌紧张(-),下腹压痛(-),反跳痛(-)。移动性浊音阴性。

妇科检查 外阴:已婚。阴道:畅。宫颈:极度膨隆,软,充血。宫体:前位,孕 2 个月余大小,形态:规则;压痛:无。双附件:未扪及肿块。

辅助检查 2016-03-04 本院 B 超:子宫大小 95 mm×90 mm×80 mm;胚囊位子宫腔下段及颈管内,大小:58 mm×56 mm×41 mm,周边彩色血流条索状,内见卵黄囊,胚芽(CRL)见,长度:40 mm,胚芽内彩色血流见,原始心血管搏动:(+)。右卵巢:形态、大小回声正常。左卵巢:形态、大小回声正常。后陷凹积液:无。提示:宫内早孕,胚囊位子宫腔下段及颈管内,与宫颈肌层分界不清。

2016-03-04 血 β-hCG:>273000 mU/mL。

2016-03-05 血 β-hCG:261194 mU/mL。

2016-03-07 血 β-hCG:>273000 mU/mL。

2016-03-04 血常规:Hb 114 g/L,WBC 5.33×10^{9}/L,N 72%。

初步诊断 宫颈妊娠可能。

治疗措施

1. 完善术前检查及准备。

2. 入院立即行双侧子宫动脉栓塞术。

3. 术后 3 d(2016-03-07)复查 B 超提示血 β-hCG 无明显下降、宫颈胚囊继续增大。

4. 2016-03-09 全麻下行腹腔镜下双侧髂内动脉结扎+B 超监护下钳刮术,刮出物见绒毛。术毕 B 超提示:宫颈管内回声紊乱区直径 25 mm,与后唇分界欠清。术中出血多,予输血治疗。术后予米非司酮 100 mg,bid×7 d。

5. 2016-03-12 出院，嘱出院后随访血 β-hCG。

专家点评

该患者为育龄期女性，平素无避孕，有停经史，B 超提示胚囊位于子宫下段及宫颈管内。患者无阴道流血、下腹痛等临床表现，应注意与难免流产、剖宫产切口瘢痕妊娠相鉴别。难免流产时胚胎可以下降到宫颈管内，但其宫颈轮廓清晰，无侵入肌层的改变，且妇科检查时往往见到宫颈口有组织物堵塞。而剖宫产切口瘢痕妊娠有剖宫产史，可表现为停经、不规则阴道流血伴或不伴下腹痛。B 超提示：胚囊位于剖宫产切口瘢痕处。妇科检查：子宫正常妊娠大小，宫颈无明显增大，常需急诊行双侧子宫动脉栓塞术，术后 48～72 h 行 B 超监护下清宫术。结合本例患者，停经后 B 超提示胚囊位于子宫下段及宫颈管内，见胚芽、胎心。宫颈妊娠诊断明确，因宫颈妊娠局部血供丰富，入院后立即行双侧子宫动脉栓塞术，降低胚胎活性，减少宫颈局部血供。后复查 B 超血 β-hCG 无明显下降，考虑患者胚胎活性强、子宫动脉栓塞未能有效减少胚胎血供。若继续观察有大出血、休克，甚至危及生命可能。2016-03-09 全麻下行腹腔镜下双侧髂内动脉结扎+B 超监护下钳刮术，术中出血多，予输血治疗。术后予米非司酮 100 mg，bid×7 d。出院后随访血 β-hCG 至阴性。处理及时，避免了宫颈妊娠大出血切除子宫风险。

病例三　残角子宫妊娠

患者，女性，31 岁，已婚。因“停经 2 个月余，少量阴道流血伴右下腹隐痛 2 d”于 2017-09-28 入院。

生育史　1-0-0-1。末次妊娠 2013 年，足月顺产。

现病史 患者既往月经规则,13 岁初潮,5/30 d,量中,无痛经。末次月经:2017-07-11,自诉行经如常。2017 年 8 月初患者自测尿 hCG(+),无阴道出血,无下腹痛,至外院查尿 hCG(+),建议随访。2017-09-25 开始阴道少量出血,咖啡色,伴下腹胀痛,外院超声检查:内膜厚 12 mm,右附件见 50 mm×45 mm 混合回声,边缘见彩色血流信号,提示宫内未见孕囊,右附件混合结构,请结合血 hCG。2017-09-26 查血 β-hCG>1500 mU/mL,建议入院治疗,患者拒绝入院。近 2 d 来患者有肛门坠胀感、乏力,偶觉下腹胀痛,右下腹明显,无发热咳嗽,无恶心呕吐等不适,无阴道组织物排出,无尿频尿急,大便正常。至门诊就诊,查超声示:子宫右侧中等回声区 53 mm×49 mm×43 mm,其内见胚囊,大小约 33 mm×33 mm×29 mm,囊壁水肿增厚,胚芽(CRL)见,长度:14.5 mm,胚芽内彩色血流未见,原始心血管搏动:(-)。提示:子宫畸形:左单角子宫合并右残角子宫可能,建议入院治疗。患者患病以来精神、饮食可,睡眠可,体重无明显改变。

既往史 既往未见异常。

妇科检查 外阴:已婚式。阴道:畅。宫颈:轻糜,无举痛。宫体:前位,饱满;两侧:右侧可触及一直径约 5 cm 肿块。

辅助检查 B 超:子宫大小长径 51 mm,左右 40 mm,前后 43 mm;子宫内膜厚度:7.4 mm,呈梭行向左侧延伸;子宫右侧中等回声区水肿增厚,胚芽(CRL)见,长度:14.5 mm,胚芽内彩色血流未见,原始心血管搏动:(-)。右卵巢:见黄体。左卵巢:形态、大小回声正常。后陷凹积液:无。提示:子宫畸形:左单角子宫合并右残角子宫可能。右侧混合块,右残角子宫宫内妊娠? 2017-09-28 血 β-hCG:30485 mU/mL。

初步诊断 ①妊娠相关疾病:右侧残角子宫妊娠;②子宫畸形:左侧单角子宫;右侧残角子宫。

治疗措施

1. 完善术前检查及准备。

2. 次日行腹腔镜下右侧残角子宫+右输卵管切除术(详见手术视频)。

3. 术后血 β-hCG 降至 8343 mU/mL,出院后门诊随访。

专家点评

残角子宫系一侧副中肾管发育,另一侧副中肾管下段发育缺陷所致。本身内膜发育不良,常不与发育好的宫腔沟通。受精卵种植于残角子宫内,可生长发育为残角子宫妊娠。发生率为总妊娠率的1/10万。可能的受精方式:精子或受精卵游走到患侧输卵管或残角子宫。残角子宫是少见的畸形,可分型:Ⅰ型,残角子宫有宫腔,与单角子宫相通;Ⅱ型,残角子宫有宫腔,与单角子宫不相通;Ⅲ型,残角子宫无宫腔,仅以纤维带与单角子宫相通。其中Ⅱ型最为常见。根据术中所见,本例患者属于Ⅱ型残角子宫妊娠。残角子宫肌层较输卵管壁厚,早期合并妊娠患者常无明显症状,部分仅出现下腹隐痛或不规则阴道流血。随着妊娠的继续,妊娠 14~20 周发生破裂的可能性最大,约占 80%,其死亡率约为 5%。故残角子宫妊娠一经诊断,应及早手术。早期未破裂者可在腹腔镜下行残角子宫及同侧输卵管切除术,以防术后再次发生输卵管妊娠。该患者诊断明确,处理及时,处理方式合理,取得了较好结局。

第三节　妊娠滋养细胞疾病

妊娠滋养细胞疾病(gestational trophoblastic disease,GTD)是一组来源于胎盘滋养细胞的疾病,包括葡萄胎、侵蚀性葡萄胎、绒毛膜癌(简称绒癌)、胎盘部位滋养细胞肿瘤(placental site trophoblastic tumor, PSTT)及上皮样滋养细胞肿瘤(epithelioid trophoblastic tumor, ETT)。后三者又统称为妊娠滋养细胞肿瘤(gestational trophoblastic neoplasia, GTN)。GTN为最早可以通过化疗治愈的肿瘤。来源于中间型滋养细胞的特殊类型GTN、PSTT和ETT对化疗不敏感,以手术治疗为主。

一、葡萄胎

分为完全性葡萄胎(CHM,占80% ~90%)和部分性葡萄胎(PHM,占10% ~20%)。发生率在不同国家和地域差异很大,与营养状况、年龄、社会经济因素、口服避孕药等多因素相关。

【临床表现】

1. 停经后阴道流血

是最常见症状,胎块组织可使蜕膜分离和破坏母体血管,大量的积血可扩张宫腔。由于阴道流血的量相当多且持续时间长,可导致贫血。

2. 子宫异常增大

由于葡萄胎迅速生长以及宫腔内积血,大约1/2的患者会出现子宫体积大于停经月份。

3. 卵巢黄素化囊肿

大约有1/2的CHM患者发生。卵巢黄素化囊肿是由于高血清β-hCG水平导致卵巢过度刺激引起。

4. 先兆子痫

几乎仅仅发生在子宫异常增大和血清β-hCG显著升高的患者。若在妊娠24周前出现高血压、蛋白尿和水肿要考虑葡萄胎可能。

5. 妊娠剧吐

多发生在子宫异常增大和血清 β-hCG 显著升高的患者。目前，仅 8% 患者发生妊娠剧吐。

6. 甲状腺功能亢进

约 7% 患者出现轻度甲亢症状，如心动过速、皮肤潮湿和震颤等。

7. 腹痛

由于葡萄胎增长迅速和子宫过度快速扩张所致，表现为阵发性下腹痛。

8. 滋养细胞栓塞

偶有患者出现呼吸窘迫，通常发生在子宫异常增大和血清 β-hCG 显著升高的患者。胸部听诊有弥漫性湿啰音，胸片检查提示两侧肺浸润。

9. 偶有阴道排出物

见葡萄样水泡组织。

【体格检查】

GTD 无明显特征性表现，主要妇科查体可表现为子宫增大变软，通常大于停经月份，可见阴道流血，如合并黄素化囊肿时可于附件区扪及囊性活动肿块。偶有患者出现血压升高、神经系统症状等。

【辅助检查】

1. 血清 β-hCG

葡萄胎患者血清 β-hCG 浓度明显升高，通常高于同孕龄宫内妊娠或异位妊娠者。约 40% 的完全性葡萄胎的 β-hCG 水平 > 100000 mU/mL（正常妊娠的峰值通常 < 100000 mU/mL）。同时测定血液和尿液中总 hCG 及相关分子，有助于葡萄胎与 GTN 的诊断与鉴别诊断。

2. 超声检查

为重要辅助检查方法，完全性葡萄胎表现为子宫大于相应孕周，未见妊娠囊或胎儿，可见“落雪征”或“蜂窝状”改变，可见卵巢黄素囊肿（由于诊断技术进步，目前典型症状通常难以观察到）。PHM 患者胎盘部位可见囊性回声，妊娠合并 PHM 的胎儿生长发育延迟，多合并畸形、死胎，极少数为活胎。

3. X 线胸片

是诊断恶性 GTD 肺转移的检查方法。

4. 组织学诊断

是葡萄胎的确诊金标准。为了避免葡萄胎漏诊，对病理性妊娠均需要送检组织学检查。

5. 细胞遗传学诊断

染色体核型检查有助于完全性葡萄胎（二倍体）和部分性葡萄胎（三倍体）的鉴别诊断。免疫组化染色中，*p57Kip2* 是一个印迹基因，有助于显示母体基因的存在，用于鉴别完全性葡萄胎和部分性葡萄胎。

6. 其他辅助检查

包括胸部 X 线、胸部 CT（考虑有肺转移或肺栓塞可能时）、血常规、出凝血时间、血型、肝肾功能、甲状腺功能等。考虑脑转移可以行头部 CT 或 MRI，肝转移行超声或 CT。

【诊断与鉴别诊断】

应与流产、双胎妊娠、羊水过多等鉴别。

【临床处理】

1. 清宫

一旦确诊，应及时清宫。

（1）并发症　严重并发症如出血性休克、子痫前期、甲状腺功能亢进、水电解质紊乱及重度贫血时，应先对症处理，稳定病情。

(2)手术操作要点

1)B 超引导下清官。

2)术前准备：输液、备血等。

3)充分扩张宫颈管后行吸宫术，扩宫口轻柔缓慢。

4)>14 周子宫，一手放在宫底上按摩子宫以刺激子宫收缩并防止穿孔。

5)吸宫后再搔刮宫腔，确保完全清除宫内容物。

6)必要时使用缩宫素，一般推荐在充分扩张颈管和开始吸宫后开始使用。

7)子宫>孕 16 周有肺栓塞风险。

8)2015 年 FIGO 不推荐行第 2 次清官术。对吸宫术后超声持续提示可疑有残留病灶的患者可以行第 2 次清官。

9)每次刮出物必须送组织学检查。

10)不推荐预防性化疗和预防性子宫切除。

11)有切除子宫指征者可考虑直接手术，但子宫切除术并不能消除持续性滋养细胞疾病(PTD)的风险。

2. 卵巢黄素化囊肿的处理

一般不需处理，发生急性扭转者，可在 B 超或腹腔镜下穿刺吸液，极少需作患侧附件切除术。扭转时间长者，可发生坏死，需行患侧附件切除。

3. 静止期滋养细胞疾病和 hCG 假阳性的处理

有些患者治疗后 hCG 没有转阴，而是持续低水平(10～200 U/L)数月或数年，原因有 2 个。

(1)hCG 假阳性。为了排除 hCG 假阳性，可检测尿 hCG，或采用不同方法测定，或稀释后检测，排除结合异嗜性抗体或 LH 混杂；极少数情况是脑垂体产生少量 hCG，服用避孕药会阻止其分泌。

(2)静止期滋养细胞疾病。糖基化 H-hCG 是由侵袭性滋养层细胞分泌的 GTN 标志物,如果 H-hCG 较低,提示肿瘤对化疗不敏感,不建议治疗。由于10% ~25%的静止葡萄胎需要治疗,该类患者应终生随访,一旦 hCG 或 H-hCG 开始增高就要启动治疗。

【随访】

1. 每周测定 hCG 直至正常。之后每周复查 1 次共 2 次,6 个月每月复查 1 次,之后 6 个月每 2 个月复查 1 次,随访 1 ~2 年。

2. 若 hCG 下降良好,则不需要进行其他影像学检查。

3. 治疗贫血和感染。

4. 采用有效的避孕方式,FIGO 推荐口服避孕药。

5. 葡萄胎清宫术后,建议避孕 6 个月。

6. 下次妊娠早期做超声检查,监测 β-hCG 确保在正常范围,妊娠结束后随访 β-hCG 至正常范围。

7. 当子宫大于正常妊娠月份 4 周以上,伴有黄素化囊肿时,恶变率达 50%。

二、妊娠滋养细胞肿瘤

GTN 60%继发于葡萄胎,30%继发于流产,10%继发于足月妊娠或异位妊娠,对化疗十分敏感,治愈率达 80% ~90%。根据流行病学回顾性调查显示,继发于葡萄胎排空 6 个月以内的 GTN 组织学诊断往往为侵蚀性葡萄胎;而一年以上者多数为绒毛膜癌。

【临床表现】

1. **无转移** GTN

(1)不规则阴道流血　在葡萄胎排空、流产或足月产后有持续的不规则流血,量不定。

(2)子宫复旧不全或不均匀性增大　常在葡萄胎排空后4～6周子宫尚未恢复到正常大小,质地偏软。也受到肌层内病灶部位和大小的影响,子宫表现为不均匀性增大。

(3)卵巢黄素化囊肿　持续的hCG刺激导致。

(4)血清β-hCG水平持续升高。

(5)腹痛　仅在子宫病灶穿破浆膜层时发生,少见。

2.转移性GTN

转移的症状可以由转移灶自发性出血引起,最常见的转移部位依次是肺80%、阴道30%、肝10%、脑10%。

【诊断】

1.概述

葡萄胎排空后或流产、足月分娩、异位妊娠后出现阴道流血和(或)转移灶(肺80%、阴道30%、肝10%、脑10%)及相应症状和体征,血hCG水平监测、除外残留和再次妊娠后做出GTN的诊断。CT、MRI、活检、脑脊液hCG测定、膀胱镜、腹腔镜为可选择的治疗前评估手段和方法。当有组织获得时,应以组织学诊断为准,但可以没有组织学诊断,仅根据临床表现做出诊断。

2.诊断标准

葡萄胎后GTN,血清hCG水平是主要诊断依据,凡符合下列标准中的任何一项且排除妊娠物残留或妊娠可能即可诊断为滋养细胞肿瘤:

(1)hCG测定4次呈平台状态(+/-10%),并持续3周或更长时间,即1、7、14、21 d。

(2)hCG测定3次升高(>10%),并至少持续2周或更长,即1、7、14 d。

(3)hCG水平持续异常达6个月或者更长。

3. 非葡萄胎后滋养细胞肿瘤

目前尚无明确的hCG诊断标准。一般认为，足月产、流产、异位妊娠后hCG多在4周左右转阴，若超过4周血清hCG仍持续高水平，或一度下降后又上升，在除外妊娠物残留或再次妊娠后，应考虑滋养细胞肿瘤，见表1-8和表1-9。

表1-8　滋养细胞肿瘤解剖学分期(FIGO,2000年)

Ⅰ期	病变局限于子宫
Ⅱ期	病变扩散，但仍局限于生殖器官(附件、阴道、阔韧带)
Ⅲ期	病变转移至肺，有或无生殖系统病变
Ⅳ期	所有其他转移

表1-9　改良FIGO预后评分系统(FIGO,2000年)

项目	评分			
	0	1	2	4
年龄(岁)	<40	≥40	—	—
前次妊娠时间(月)	<4	4～7	7～13	≥13
治疗前血hCG(U/mL)	$<10^3$	10^3～10^4	10^4～10^5	$\geq 10^5$
最大肿瘤大小(包括子宫)	—	3～5 cm	≥5 cm	—
转移部位	肺	脾、肾	肠道	肝、脑
转移病灶数目	—	1～4	5～8	>8
先前失败化疗	—	—	单药	两种或两者以上联合化疗

说明：总分≤6为低危；≥7为高危；≥12极高危。

4. 诊断相关要点

(1)即使有组织病理学证实侵蚀性葡萄胎，若患者hCG可以自发下降，则不诊断为GTN。

（2）确诊 GTN 后，应行相应辅助检查发现是否存在转移灶，用于提示预后和制订治疗方案。

（3）针对原发部位，至少包括妇科检查及盆腔超声。

（4）针对远处转移灶，至少拍一张胸片，若条件允许可以行胸部 CT。

（5）应用胸片的结果进行转移灶计数，而不是用 CT 结果。

（6）若患者已经出现了肺转移，则推进行进一步检查排除腹部转移灶和脑转移。

（7）腹部超声或腹部 CT 可以发现肝转移灶。

（8）对于脑转移灶的检查，MRI 清晰度优于 CT。

【临床处理】

1. 治疗总原则

（1）GTN 的治疗目的是完全治愈。

（2）化疗是最主要的治疗方式，辅以手术、放疗等。

（3）化疗前评估很重要。

（4）根据 WHO/FIGO 分期和评分系统进行规范化和个体化治疗。

（5）对于低危型的 GTN，推荐行单药化疗，缓解率可达 100%。低危 GTN 单药化疗；MTX 和 Act－D（KSM）是低危 GTN 的一线化疗单药。

（6）对于育龄期想要保留生育功能的妇女来说，手术治疗不作为一线治疗。

（7）高危 GTN 推荐使用联合化疗。EMA-CO 是高危 GTN 首选的一线化疗方案。

（8）高危型 GTN 不推荐常规对转移灶进行手术治疗。

（9）hCG 水平降至正常后，即使肺部存在持续性的阴影，仍不推荐手术治疗。

（10）hCG 水平降至正常后，低危型 GTN 的随访至少持续

12 个月。

(11) hCG 水平降至正常后，高危型 GTN 的随访至少持续 18 个月。

(12) GTN 患者经过化疗，在 hCG 降至正常后，低危型患者推荐延迟 12 个月后妊娠，高危型患者推荐延迟 18 个月后妊娠。

2. 超高危 GTN

(1) FIGO≥12 分；合并肝脏+/-脑或肾转移；合并器官衰竭；距离上次妊娠时间>2.8 年。

(2) 小剂量 EP 诱导 3 周后，EP-EMA 化疗，联合鞘内 MTX+/-手术。

(3) 预后极差。

3. GTD 的治疗原则

GTD 的治疗原则见表 1-10。

表 1-10　妊娠滋养细胞疾病的治疗

妊娠滋养细胞疾病	指征	治疗方案
葡萄胎	高危因素*	单药预防性化疗
妊娠滋养细胞肿瘤	低危(≤6 分)	单药化疗
	高危(≥7 分)	联合化疗
	极高危(≥12 分)	联合化疗(EP 诱导)
胎盘部位滋养细胞肿瘤		首选手术，联合化疗 (EMA-EP；EMA-CO)
上皮样滋养细胞肿瘤		首选手术，联合化疗 (EMA-CO；EMA-EP)

注：* 葡萄胎高危因素包括：①年龄>40 岁；②子宫明显大于停经月份；③血 β-hCG>10 万 U/L；④黄素化囊肿直径>6 cm；⑤重复性葡萄胎；⑥无法定期随诊者。

4. GTN 的化疗策略

GTN 的化疗策略见图 1-1。

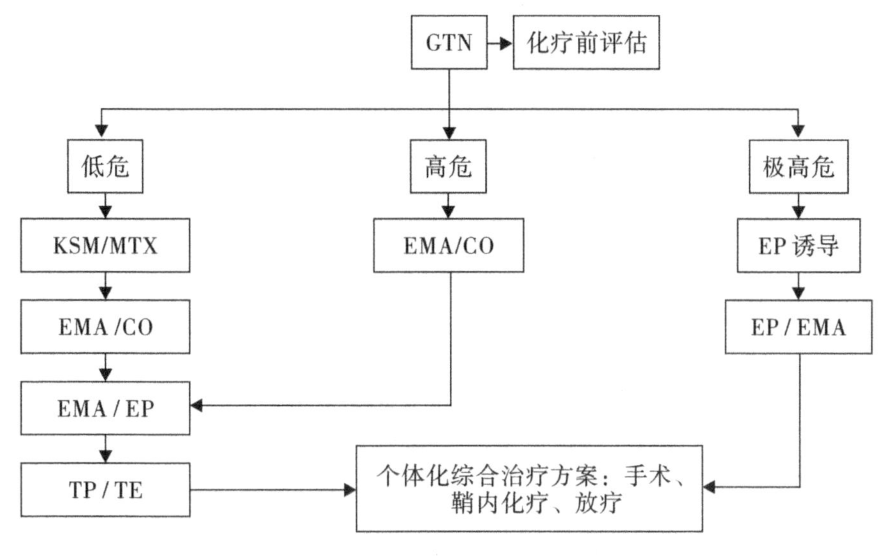

图 1-1　GTN 的化疗策略

注：每次更换治疗方案均需重新评估病情。

5. 常用化疗方案

放线菌素 D(dactinomycin,KSM;actinomcin,Act-D)			
KSM	12 μg/kg	iv	D1 ~5

(1)化疗间隔　2 周。

(2)注意事项

1)首次治疗失败率:8%。临床证据:C。

2)副作用:皮肤剥脱;药物局部渗透会使皮肤剥脱坏死,务必单独使用一条静脉通路。一旦发生外渗,应以 100 mg 可的松+2 mL 利多卡因局部皮肤注射。

3)关于 MTX 与 Act-D 疗效的分歧:2009 年一项研究(4 项随机对照研究+4 项队列研究)表明 Act-D 疗效优越于 MTX。临床证据:A。

但此研究包含6个中心,难以得出明确结论。2011年一项随机对照研究表明Act-D静滴(2周)较MTX肌内注射(1周)副作用较低。临床证据:A。

甲氨蝶呤(methotrexate,MTX)			
KSM	0.4 mg/kg	im	D1 ~5

(1)化疗间隔　2周。

(2)注意事项

1)首次治疗失败率:不伴转移者(11% ~15%),伴转移者(27% ~33%)。临床证据:C。

2)副作用:口腔溃疡。注意口腔卫生,注意口腔、黏膜溃疡。

EMA-CO			
EMA			
第1天	VP-16	100 mg/m^2	iv
	KSM	500 μg	iv
	MTX	100 mg/m^2	iv
	MTX	200 mg/m^2	iv(12 hr)
第2天	VP-16	100 mg/m^2	iv
	KSM	500 μg	iv
	CF	15 mg	im(MTX静滴24 h后起,q12 hr×4次)
CO			
第8天	VCR	1 mg/m^2	iv
	CTX	600 mg/m^2	iv

(1)化疗周期　2周。

(2)注意事项

1)首次治疗失败率:30%。临床证据:C。

2)副作用:骨髓抑制,>6个周期导致卵巢功能不可逆损伤。

3)注意:在最新2013ESMO指南中,推荐的MTX剂量为300 mg/m^2,国内一般使用剂量为200 mg/m^2。

EMA-EP			
EMA			
第 1 天	VP-16	100 mg/m^2	iv
	KSM	500 μg	iv
	MTX	100 mg/m^2	iv
	MTX	200 mg/m^2	iv(12 h)
第 2 天	VP-16	100 mg/m^2	iv
	KSM	500 μg	iv
	CF	15 mg	im
EP			
第 8 天	VP-16	150 mg/m^2	iv
	cisplatin	80 mg/m^2	iv

(1)化疗周期　2 周。

(2)注意事项

1)多用于 EMA-CO 耐药的患者,有效率 75%。

2)副作用:肾毒性,骨髓抑制。

EP 诱导方案			
VP-16	100 mg/m^2	iv	D1～2
cisplatin	20 mg/m^2	iv	D1～2

(1)化疗间隔　1 周。

(2)注意事项

1)多用于极高危及有肝、脑转移的患者。

2)低剂量诱导方案可以有效避免标准方案导致的严重并发症。

3)持续 1～3 周。

TP/TE 方案:紫杉醇(paclitaxel)+顺柏(cisplatin)/紫杉醇(paclitaxel)+依托泊苷(etoposide,VP-16)			
paclitaxel	135 mg/m²	iv	D1,15
cisplatin	75 mg/m²	iv	D1
cisplatin	150 mg/m²	iv	D15

(1)化疗间隔　4 周。

(2)注意事项

1)该试验入组 24 例患者,有效率 50%(19% CR,31% PR)。

2)可用于 EMA-CO 及 EMA-EP 耐药的患者。

氟尿嘧啶(5-FU)+放线菌素 D(KSM)			
5-FU	26~28 mg/kg	iv	D1~8
KSM	6 μg/kg	iv	D1~8

(1)化疗间隔　3 周(特指上一疗程化疗结束至下一疗程化疗开始的间隔时间)。

(2)注意事项

1)副作用:腹泻、黏膜剥脱性肠炎。化疗期间注意腹泻情况,注意调节肠道菌群。

2)国内外差异:1988 年,北京协和医院宋鸿钊总结了化学药物治疗恶性滋养细胞疾病 25 年的经验,在国内进一步推广了氟尿嘧啶(5-FU)和放线菌素 D(KSM)的应用。但在西方国家,对低危病例则主张采用单一的 MTX 或 Act-D 治疗。

MAC 方案:methotrexate,MTX;actinomycin,Act-D;cyclophosphamide,CTX			
MTX	1 mg/kg	iv	D1,3,5,7
Act-D	12 μg/kg	iv	D1~5
CTX	3 mg/kg	iv	D1~5
leucovorin(亚叶酸钙)	0.1 mg/kg	im	D2,4,6,8

(1)化疗间隔　2 周。

（2）注意事项

1）缓解率:67.5%。

2）副作用:口腔溃疡,卵巢功能损伤,骨髓抑制。

3）EMA-CO 较 MAC 方案毒性较低,更易被接受。但是,因为>6 个周期的 EMA-CO 引起骨髓抑制风险大,一些研究中心重新使用 MAC 方案。

BEP 方案		
20 mg/m^2	iv	D1 ~5
15 mg	iv	D1 ~3
100 mg/m^2	iv	D1 ~3

6. 巩固化疗及随访

（1）低危 GTN　低危型 GTT 患者 hCG 首次转阴后应至少再化疗 1 个疗程,通常为 2 ~3 个疗程可以降低肿瘤复发。完全缓解率将近 100%。

（2）高危型 GTN　首选推荐症状、体征消失、原发灶及转移灶消失(残存阴影除外)及 hCG 每周测定 1 次,连续 3 次阴性后再巩固 2 ~3 个疗程。如患者家属充分知情,有良好依从性,也可采用 FIGO 推荐的停药指征:hCG 阴性后继续化疗 3 个疗程,其中第 1 疗程必须为联合化疗。

（3）对有生育要求的 GTN 患者　化疗后至少避孕 1 年。

（4）随访　第 1 年:每月 1 次;第 2 年:每 3 个月 1 次;3 年后:每年 1 次,共 5 年;随访内容与避孕同葡萄胎。

7. GTN 的转移部位治疗

（1）阴道转移　化疗通常有效,有不能控制的阴道病灶出血时选择局部注射 5-FU。

（2）肺转移　一般无须特殊治疗,对于肺部耐药病灶,病灶局限于一叶肺内，可考虑在化疗的同时辅以手术切除。

(3)肝脏转移　肝脏病灶可选择肝脏 20 Gy 放疗或肝动脉化疗药物灌注。对于肝脏耐药病灶，较局限，可考虑手术切除。

(4)脑转移　首选 MTX 鞘内注射。需要在 EMA-CO 方案中将 MTX 剂量增至 1 g/m^2，或考虑全脑 25～30 Gy 放疗，或考虑外科切除。伽马刀治疗也可作为一种有效的切除耐药病灶的治疗方式。

(5)滋养细胞疾病导致的子宫或腹腔内出血　可考虑选择性动脉栓塞术。

8. 耐药和复发 GTN 的处理

(1)耐药标准　目前无公认的标准。一般认为，化疗过程中连续 2 个疗程血 hCG 未呈对数下降或呈平台状甚至上升，或影像学检查提示病灶不缩小甚至增大或出现新的病灶。

(2)复发标准　治疗后血 hCG 连续 3 次阴性，影像学检查提示病灶消失 3 个月后出现血 hCG 升高(除外妊娠)或影像学检查发现新病灶，则提示复发。

(3)治疗选择

1)低危：单药耐药可改另一种单药化疗或改为联合化疗。

2)高危：推荐方案见前表，动脉灌注化疗可提高疗效。

3)手术：对耐药、孤立的子宫病灶，可予病灶切除术。

9. 中间型滋养细胞疾病(PSTT 和 ETT)的治疗

(1)PSTT 和 ETT 应与葡萄胎和绒毛膜癌等妊娠滋养细胞疾病区别对待。

(2)PSTT 和 ETT 对化疗不敏感。

(3)子宫切除是首选治疗方案。

(4)有生育要求的患者，尤其是病变范围较局限时，保守治疗可选择刮宫术，宫腔镜电切术或化疗。病变广泛时保留生育要求是不合适的。

(5)化疗一般作为手术后的辅助治疗方案。化疗方案选择:PSTT推荐 EMA-EP,ETT 推荐 EMA-CO。

(6)与上次妊娠间隔48 个月是最重要的不良因素。

10. 遗传学评估与咨询

以下患者需要进行遗传学评估:2 次葡萄胎史的患者/夫妻,有葡萄胎史和3 次自然流产史的患者/夫妻,有葡萄胎史和葡萄胎家族史,有葡萄胎史和近亲结婚的患者,有二倍体双亲源性葡萄胎史的患者/夫妻,以及 NLRP7 和 KHDC3L 基因突变的患者。

具体包括:个人史和家族史;测定患者/夫妻和亲属倍体类型,病变组织基因组父母来源分析;NLRP7 和 KHDC3L 基因突变分析;夫妻双方染色体检测;如果分娩出正常孩子的概率不大,推荐接受卵子捐赠;妇女的亲属应该行遗传咨询和基因检测。

第四节　子宫内膜非典型增生

因卵巢长期不排卵,缺乏孕激素对雌激素的抗衡作用,在雌激素持续作用下,使子宫内膜增生过长。往往发生于青春期或 40 岁以上的妇女。绝经前后妇女若长期使用雌激素,又未使用孕激素对抗也会引起子宫内膜增生过长。根据子宫内膜组织结构和细胞学异常情况分为单纯增生、复杂性增生和不典型增生。仅不典型增生是癌前病变。子宫内膜增生对雌激素有依赖性,育龄期妇女的子宫内膜增生经刮宫和孕激素类药物治疗后,多数病变可退缩,少数病变持续,极少数缓慢发展为子宫内膜样癌。

【临床表现】

表现为月经异常,且伴有阴道不规则出血产生,导致患者的月经稀少,严重者还会产生闭经。

【体格检查】

长期阴道不规则流血。出血情况多为无正常月经周期，间断或多或少淋漓不尽流血，或有停经中异常出血。出血量较大且淋漓不尽。

【辅助检查】

1. 血常规、血生化、肝肾功等检查

了解有无贫血以及贫血程度，有无感染征象等。

2. 胸部X片、心电图

排除肺部及心脏疾病。

3. 盆腔B超检查

了解子宫和双附件情况。

4. 宫腔镜检查

行宫腔镜检查及病理协助诊断。

【诊断与鉴别诊断】

根据患者病情、病史、妇科检查，诊断比较明确。

【临床处理】

保守性药物治疗逆转内膜非典型增生。应用大剂量孕激素治疗（醋酸甲羟孕酮250 mg/d或甲地孕酮160 mg/d），连续服用3个月。3个月后行再次子宫内膜病理检查。

病例介绍

患者，女性，36岁，原发不孕4年，不规则阴道流血1年半，加重10 d，曾给予己烯雌酚3 d止血，但停药后又流血，遂入院。

婚育、月经史　初潮13岁，月经不规律6年余，10～20 d/60～90 d，量中，无痛经。30岁结婚，正常性生活至今未孕。

现病史 原发不孕4年,不规则阴道流血1年半,加重10 d。给予口服抗生素及止血药治疗效果欠佳,既往未行分段诊刮术,曾给予已烯雌酚3 d止血,但停药后又流血。近10 d流血明显增多,伴头晕、乏力收入院。发病以来间断下腹痛,无发热,自觉乏力、头晕,二便正常,近6年体重增长明显,增长20 kg,自诉面部汗毛较多。2年前诊断为原发不孕,诉爱人精液正常,行输卵管造影检查可见双侧输卵管通畅。曾检测基础体温单相型。否认高血压及糖尿病病史。母亲患子宫内膜癌去世。

妇科检查 外阴:已婚未产型。阴道:通畅,有中等暗红色血。宫颈:光滑,有暗红色血液自颈口流出,无异常脱出物。子宫:前位,正常大小,活动尚可,质中,轻压痛,双附件未及肿物,轻压痛。

辅助检查 T 37.2℃, P 76 次/min, BP 120/75 mmHg, R 20次/min,身高165 cm,体重75 kg,一般情况尚可,贫血面容。皮肤黏膜苍白,口唇多毛,下腹部阴毛轻度菱形分布。心、肺(-),腹软,下腹部轻压痛、无明显反跳痛及肌紧张,肝、脾未及。

治疗措施 口服醋酸甲羟孕酮250 mg/d,共3个月,再次宫腔镜检查,子宫内膜病理为增生期子宫内膜。

专家点评

患者近6年的月经情况表现为稀发,10~20 d/60~90 d,符合较长时间的无排卵供血状态。近1年半阴道流血情况加重,口服抗菌药及止血药物无效,应行分段诊刮术了解内膜情况,子宫内膜增生症应用雌激素可以止血,但如果存在子宫内膜非典型增生时,应用雌激素治疗可加重内膜病变发展;近10 d阴道流血加重,伴头晕乏力,很可能合并失血性贫血存在,辅助检查应检查血红蛋白,且处理上应尽快采取止血措施;伴体重增加及多毛的症状,应注意有无多囊卵巢综合征;发病来间断下腹痛,注意有无感染存在;30岁结婚,正常性生活至今未孕。2年前诊断为原发不孕,诉爱人精液正常,行输卵管造影检查可见双侧输卵管通畅。曾检测基础体温单相型。分析病史中不孕的原因很有可能为卵巢不排卵引起;母亲曾患子宫内膜非典型增生。该患者按治疗措施,规范治疗3个月后复查。

第五节　子宫肌瘤

子宫肌瘤是女性生殖系统最常见的良性肿瘤。主要成分为增生的子宫平滑肌组织,其间有少量纤维结缔组织。根据生长部位分为子宫体肌瘤和子宫颈肌瘤二类。呈多基因遗传,多见于30~50岁妇女,多无症状,少数表现为阴道出血、腹部触及肿物及压迫症状等。

【临床表现】

多数患者无症状,仅在盆腔检查或超声检查时偶被发现。如有症状则与肌瘤生长部位、速度、有无变性及有无并发症关系密切,而与肌瘤大小、数目多少关系相对较小。患有多个浆膜下肌瘤者未必有症状,而一个较小的黏膜下肌瘤常可引起不规则阴道流血或月经过多。临床上常见的症状有:子宫出血、腹部包块及压迫症状、疼痛、白带增多、不孕与流产、贫血等。

【体格检查】

子宫增大超过3个月妊娠大小或较大宫底部浆膜下肌瘤,可在耻骨联合上方或下腹部正中扪及包块,实性,无压痛,若为多发性子宫肌瘤则肿块之外形呈不规则状。妇科双合诊、三合诊检查,子宫呈不同程度增大,欠规则,子宫表面有不规则突起,呈实性,若有变性则质地较软。妇科检查时子宫肌瘤的体征根据其不同类型而异,带蒂浆膜下肌瘤若蒂较长，子宫旁可扪及实质性包块，活动自如，此种情况易与卵巢肿瘤混淆。黏膜下肌瘤下降至宫颈管口处，宫口松，检查者手指伸入宫颈口内可触及光滑球形的瘤体，若已脱出于宫颈口外则可见到肿瘤，表面呈暗红色，有时有溃疡，坏死。较大的宫颈肌瘤可使宫颈移位及变形，宫颈可被展平或上移至耻骨联合后方。

【辅助检查】

1. 实验室检查

血常规、凝血功能、血型、尿常规、肝肾功能明确有无贫血及感染征象。

2. 胸片和心电图

排除肺部和心脏疾病。

3. 宫颈细胞学检查

排除恶性肿瘤。

4. 盆腔 B 超

了解子宫内膜厚度、形态、与子宫肌层关系、血流变化等。

5. 静脉肾盂造影

必要时作 CT 或核磁共振等。

6. 其他

必要时及时作诊断性刮宫明确内膜病理变化，制订正确的治疗方案。

【诊断与鉴别诊断】

根据患者病情、病史、妇科检查、诊断比较明确。肌瘤常易与下列疾病混淆，应予以鉴别：①子宫腺肌病及腺肌瘤；②妊娠子宫；③卵巢肿瘤；④子宫恶性肿瘤；⑤子宫肥大症；⑥子宫内翻；⑦子宫畸形；⑧盆腔炎性包块。

【临床处理】

1. 随诊观察

如患者无明显症状,且无恶变征象,可定期随诊观察。

2. 药物治疗

常用药物有促性腺激素释放激素激动剂(GnRH-a)、米非司酮、达那唑、他莫昔芬(三苯氧胺)、雄激素类药物。在子宫肌瘤患者出血期,若出血量多,还可用子宫收缩剂(如缩宫素、麦角)及止血药物(如止血敏、止血芳酸、立止血、三七片等),可起到一定程度的辅助止血作用。

3. 手术治疗

子宫肌瘤的手术治疗包括肌瘤切除术及子宫切除术,可经腹部亦可经阴道进行,也可行内镜手术(宫腔镜或腹腔镜)。术式及手术途径的选择取决于患者年龄、有否生育要求、肌瘤大小及生长部位、医疗技术条件等因素。

病例介绍

患者,女性,52 岁,月经增多 2 年,尿频 2 个月入院就诊。

婚育、月经史 G_3P_3,14 岁初潮,月经周期规则(27 ~ 32 d),经期 3 ~4 d,末次月经时间为 2017-03-27,已婚,育有 2 子 1 女。经量适中,无痛经史。

现病史 2 年前开始月经增多,经期由原来的 3 ~4 d 延长到 7 ~9 d,经量增加约 2 倍(以用卫生巾比较),经期有较多的凝血块,经期常伴头晕、乏力,但无晕厥史;经期有下腹部坠胀,无痛经,无发热,平时白带较多,色白,无异味,无皮肤紫斑、牙龈出血;曾经当地医院检查子宫如孕 50 d 大,超声提示子宫多发性肌瘤,最大肌瘤直径 4.5 cm;

多次予消炎、止血、缩宫治疗，症状略改善。一年前因月经多，常规应用止血、缩宫治疗止血效果差而取环和全面诊刮 1 次，术后病理报告为增生期子宫内膜，并用米非司酮和 GnRHa 激动剂治疗各 3 个月，症状有改善。近半年来月经增多和下腹坠胀明显，且自己于下腹部扪及拳头大肿块。近 2 个月来出现尿频，无尿痛、腰痛，无腹痛、腹泻，无心悸。呼吸困难等不适，为求进一步治疗，就诊入院，患病来，精神、饮食及睡眠一般，近期体重未见明显变化。

妇科检查　外阴已婚已产式，阴道通畅，宫颈轻度糜烂，质中，无举痛，子宫如孕 3 个月大，活动度受限，表面不平，前壁明显突出，贴近耻骨后方，质硬，双侧附件处未及肿块及压痛。

辅助检查

1. 血红蛋白 6.6 g/L、红细胞计数 2.3×10^{12}/L，凝血功能正常，肝肾功能和电解质正常。

2. 胸片和心电图未见异常。

3. 宫颈细胞学检查未见异常。

4. B 超提示子宫如孕 3 个月大小，子宫多发性肌瘤（其中最大一个位于子宫前壁下部，大小 10 cm×8.04 cm×8.2 cm）。

5. 静脉肾盂造影显示双肾和输尿管无异常。

6. 反复与患者沟通患者仍拒绝刮宫。

【临床诊断】

1. 子宫多发性肌瘤。

2. 中度贫血。

3. 慢性宫颈炎。

治疗措施

治疗应根据患者年龄、症状和生育要求，以及肌瘤的类型、大小、数目全面考虑。

1. 该患者经全面检查，入院后予输血，同时口服纠正贫血药物及多食含铁高的食物,血红蛋白回升至8.3 g/L,尿频无明显改善,经全面评估无手术禁忌后,与患者充分告知病情和知情同意后接受了子宫次全切除术。

2.术中双侧卵巢外观正常予以保留。术后3 d患者尿频症状即消失,术后病理报告为:子宫多发性平滑肌瘤。术后1个月随访血红蛋白正常,无阴道流血,白带无异常,无手术并发症发生,无围绝经期症状出现。

专家点评

该患者以月经过多,膀胱压迫症状为主诉,且伴有贫血、下腹肿块等,在常规体格检查时,注意患者贫血貌程度。子宫肌瘤是女性发病率最高的良性肿瘤之一,多发生于生育期妇女,多数发生在30~50岁,常见症状有子宫出血、腹部肿块、阴道流液、压迫症状、贫血等,根据病史体检及超声检查一般均能明确诊断,治疗原则应个体化全面考虑,手术仍是子宫肌瘤的主要治疗方法。目前有以下情况应予手术治疗(适应证):①肌瘤导致月经过多,致继发性贫血。②严重腹痛、性交痛或慢性腹痛、有蒂肿瘤扭转引起的急性腹痛。③肌瘤体积大压迫膀胱、直肠等引起相应症状。④肌瘤造成不孕或反复流产。⑤疑有肉瘤变。

第六节　宫颈癌

浸润性宫颈癌是引起阴道大出血的常见原因之一,人乳头瘤病毒(HPV)持续性感染是引起宫颈癌前病变及宫颈癌的基本原因,特别是高危型人乳头瘤病毒持续性感染。其他相关影响因素有早年分娩、多产、高危男性伴侣及机体免疫功能低下等。

【临床表现】

1. 阴道流血

早期多为接触性阴道流血；后期则为不规则阴道流血；当肿瘤侵及较粗血管时，则出血量较大。一般外生型癌出血较早，出血量较多；而内生型癌则出血较晚。

2. 阴道排液

多数患者有白色或血性液体从阴道排出，如伴感染可有异味。

3. 晚期症状

根据病灶累及范围不同，可出现不同症状，如肾盂积水等，以及贫血、恶病质等全身衰竭症状。

【体格检查】

宫颈癌早期妇科检查时局部可无明显病灶；外生型癌宫颈可见赘生物或明显病灶；而内生型癌可表现为宫颈质硬或桶状宫颈；如有阴道累及时阴道可及病灶；宫旁累及时三合诊可见宫旁增厚质硬。当肿瘤侵及盆壁时，可出现冰冻骨盆。

【辅助检查】

1. 实验室检查

血尿常规、凝血血栓检查、生化检查等；对于育龄妇女应予尿妊娠试验或血清 hCG 检测。

2. 超声检查

可判断宫颈病灶大小、肌层浸润、附件区有无异常；并可了解上腹部脏器情况；泌尿系超声可明确膀胱有无占位、有无输尿管扩张、肾盂积水等。

3. MRI

MRI 能更精确判断宫颈病灶大小、肌层浸润以及盆腹腔有无异常情况。

4. PET/CT、CT

CT 可术前明确有无肿大淋巴结,明确病灶范围以及上腹部脏器有无累及等。而 PET/CT 可进行全身扫描,更全面地评估病情。

5. 静脉肾盂造影、膀胱镜、肠镜等

静脉肾盂造影可明确有无泌尿系梗阻、有无泌尿系累及等;而膀胱镜及肠镜可明确膀胱、结直肠有无占位及癌灶累及等。

【诊断】

1. 宫颈脱落细胞学检查、HPV 检查常作为筛查检查。宫颈脱落细胞目前常用巴氏五级分类法和 TBS 系统分类。巴氏Ⅲ级及以上,TBS 分类中有上皮细胞异常、HPV 阳性时建议阴道镜下宫颈活检检查。

2. 阴道镜检查、碘染色巴氏Ⅲ级以上,TBS 提示鳞状上皮内病变,应行阴道镜检查;碘染色不着色区或阴道镜下可疑病变处行活检。

3. 宫颈活检、宫颈管搔刮术为宫颈癌及癌前病变确诊依据。可常规鳞柱交接部取材或根据碘试验、阴道镜检查取材。

4. 宫颈锥切术宫颈细胞学检查多次阳性,宫颈活检阴性;或活检为高级别鳞状上皮内病变,应做宫颈锥切,进一步行病理检查。

【鉴别诊断】

1. 宫颈良性病变如宫颈息肉、内膜异位症、宫颈管肌瘤、宫颈乳头瘤等,均可有不规则阴道流血,根据妇科检查、症状体征、B 超等辅助检查可协助诊断,根据手术病理可明确诊断。

2. 宫颈其他恶性肿瘤,如宫颈恶性黑色素瘤、淋巴瘤、肉瘤等,以及转移性恶性肿瘤(如子宫内膜癌、阴道癌等);其临床表现均可为阴道流血、流液等,根据超声、MRI 等辅助检查可协助诊断,而手术病理可明确诊断。

【临床处理】

根据临床分期、患者年龄、生育要求、全身情况、医疗技术水平及设备条件等综合考虑制订适当的个体化治疗方案。采用以手术和放疗为主、化疗为辅的综合治疗方案。

1. 手术治疗

手术主要用于早期宫颈癌患者。

常用术式有：全子宫切除术；次广泛全子宫切除术及盆腔淋巴结清扫术；广泛全子宫切除术及盆腔淋巴结清扫术；腹主动脉旁淋巴切除或取样。年轻患者卵巢正常可保留。对要求保留生育功能的年轻患者，属于特别早期的可行宫颈锥形切除术或根治性宫颈切除术。根据患者不同分期选用不同的术式。

2. 放射治疗

适用于：①中晚期患者；②全身情况不适宜手术的早期患者；③宫颈大块病灶的术前放疗；④手术治疗后病理检查发现有高危因素的辅助治疗。

3. 化疗

主要用于晚期或复发转移的患者，近年也采用手术联合术前新辅助化疗（静脉或动脉灌注化疗）来缩小肿瘤病灶及控制亚临床转移，也用于放疗增敏。常用化疗药物有顺铂、卡铂、紫杉醇、博来霉素、异环磷酰胺、氟尿嘧啶等。

【常见护理诊断/问题】

1. 恐惧　与确诊宫颈癌需要进行手术治疗有关。

2. 排尿障碍　与宫颈癌根治术后影响膀胱正常张力有关。

【护理目标】

1. 患者住院期间，能接受与本疾病有关的各种诊断、检查和治疗方案。

2. 患者适应术后生活方式。

【护理措施】

1. 协助患者接受各种诊治方案

评估患者目前的身心状况及接受诊治方案的反应，利用挂图、实物、宣传资料等向患者介绍有关宫颈癌的医学常识；介绍各种诊治过程、可能出现的不适及有效的应对措施。为患者提供安全、隐蔽的环境，鼓励患者提问并与护理对象共同讨论健康问题，解除其疑虑，缓解其不安情绪，使患者能以积极态度接受诊治过程。

2. 鼓励患者摄入足够的营养

评估患者对摄入足够营养的认知水平、目前的营养状况及摄入营养物的习惯。注意纠正患者不良的饮食习惯，兼顾患者的嗜好，必要时与营养师联系，以多样化食谱满足患者需要，维持体重不继续下降。

3. 以最佳身心状态接受手术治疗

按腹部、会阴部手术护理内容，认真执行术前护理活动，并让患者了解各项操作的目的、时间、可能的感受等，以取得主动配合。尤其注意于手术前 3 d 选用消毒剂或氯己定等消毒宫颈及阴道。菜花型癌患者有活动性出血可能，需用消毒纱条填塞止血，并认真交班、按医嘱及时取出或更换。手术前夜认真做好清洁灌肠，保证肠道呈清洁、空虚状态。发现异常及时与医师联系。

4. 协助术后康复

宫颈癌根治术涉及范围广，患者术后反应也较一般腹部手术者大。为此，更要求每 15 ~ 30 min 观察并记录 1 次患者的生命体征及出入量，平稳后再改为每 4 h 1 次。注意保持导尿管、腹腔引流管通畅，认真观察引流液性状及量。通常按医嘱于术后 48 ~ 72 h 取出引流管，术后 7 ~ 14 d拔除尿管。拔除尿管前 3 d 开始夹管，每 2 h 开放 1 次，定时间断放尿以训练膀胱功能，促使恢复正常排尿功能。患者于拔管后1～2 h自行排尿1次;如不能自解应及时处理,必要时重新留置尿管。拔尿管后4～6 h测残余尿量1次,若超过100 mL则需继续留置尿管;少于100 mL者每日测1次,2～4次均在100 mL以内者说明膀胱功能已恢复。对于有条件的医院,可采用生物电反馈治疗仪预防和治疗宫颈癌术后尿潴留,促进膀胱功能恢复。指导卧床患者进行床上肢体活动,以预防长期卧床并发症的发生。注意渐进性增加活动量,包括参与生活自理。术后需接受放疗、化疗者按有关内容进行护理。

5. 做好出院指导

护士要鼓励患者及家属积极参与出院计划的制订过程,以保证计划的可行性。凡接受手术治疗的患者,必须见到病理报告单才可决定出院日期。根据病理报告中显示的高危因素决定后续是否需要接受放疗和(或)化疗。向出院患者说明按时随访的重要性,一般认为,出院后1个月行首次随访;治疗后2年内每3个月复查1次;3～5年内,每半年复查1次;第6年开始,每年复查1次。随访内容包括盆腔检查、阴道涂片细胞学检查和高危型HPV检测、胸片、血常规及子宫颈鳞状细胞癌抗原(SCCA)等。护士注意帮助患者调整自我,协助其重新评价自我能力,根据患者具体状况提供有关术后生活方式的指导,包括根据机体康复情况,逐渐增加活动量和强度,适当参加社会交往活动或恢复日常工作。性生活的恢复需依术后复查结果而定,护士应认真听取患者对性问题的看法和疑虑,提供针对性帮助。

【结果评价】

1. 患者住院期间能以积极态度配合诊治全过程。

2. 患者能掌握出院后的自我护理内容和康复计划。

病例介绍

患者,女性,34 岁,因“同房后阴道流血 1 年,检查发现宫颈病变 4 个月”而入院。

辅助检查 血常规:血红蛋白 63 g/L,血细胞比容 22%。宫颈组织活检提示:宫颈浸润性鳞状上皮癌。入院后行全麻下妇科检查术:触及子宫后唇一质硬肿块,直径约 4.5 cm,左侧宫旁增厚感。

初步诊断 宫颈浸润性鳞状细胞癌 IB_2 期。

治疗措施 患者宫颈肿块持续大量出血,予阴道纱条填塞、输血、药物止血等治疗;共计输注红细胞悬液 7 U,输血过程顺利;排除手术禁忌证后在全麻下行腹腔镜下广泛全子宫+双侧附件清除+盆腔淋巴结清扫术,手术顺利,术后恢复好,予出院。

专家点评

子宫颈癌是原发子宫颈的恶性肿瘤,为女性生殖道三大恶性肿瘤之一,多发生于>30 岁育龄期性生活活跃的女性。与 HPV 高危型持续感染密切相关。患者常以接触性出血为就诊的唯一主诉,出血量可由点滴出血到大量阴道流血不等。故对于性活跃期女性应常规进行每年 HPV 和宫颈脱落细胞学检查,以免漏诊。而对于该主诉就诊的患者必须重视妇科检查,为获得准确的妇科检查结果,妇科检查可在全麻下进行,以明确出血来源的部位,肿块的大小、侵及的范围。在止血、纠正贫血等一般治疗的基础上,尽早获得组织病理学证据,诊断宫颈癌的临床期别,采取进一步手术治疗或放、化疗。

第二部分 妇科生殖炎症及机械性损伤

第一节 急性盆腔炎

急性盆腔炎是妇科常见急腹症之一，主要包括急性子宫内膜炎、急性输卵管炎、急性输卵管卵巢脓肿、急性盆腔腹膜炎、急性盆腔结缔组织炎。多见于育龄期性生活活跃的妇女。炎症可局限于一个部位，也可同时累及几个部位，最常见的是输卵管炎及输卵管卵巢炎。急性盆腔炎发展可引起弥漫性腹膜炎、败血症、感染性休克，严重者可危及生命。若在急性期未能得到彻底治愈，则转为慢性盆腔炎，往往经久不愈，并可反复发作，导致不孕、输卵管妊娠、慢性盆腔痛等。

【临床表现】

最常见的临床表现为腹痛伴发热，病情严重时可有寒战、高热、头痛、食欲缺乏。月经期发病可出现经量增多、经期延长，非月经期发病可有白带增多。若有腹膜炎，则出现消化系统症状如恶心、呕吐、腹胀、腹泻等。若脓肿形成，可有下腹包块及局部压迫刺激症状；包块位于前方可出现膀胱刺激症状；包块位于后方可有直肠刺激症状；若在腹膜外可致腹泻、里急后重感和排便困难。

临床表现随感染病原体不同而有差异。淋病奈瑟菌感染起病急，多在48 h之内出现高热、腹膜刺激征及阴道脓性分泌物。非淋病奈瑟菌性盆腔炎起病较缓慢，高热及腹膜刺激征不明显，常伴有脓肿形成。

若为厌氧菌感染，则容易有多次复发，脓肿形成。沙眼衣原体感染病程较长，临床表现不明显，长期持续低热，主要表现为轻微下腹痛，久治不愈，阴道不规则出血。

【体格检查】

盆腔检查：阴道可充血，并有大量脓性分泌物，可见脓性分泌物从宫颈口外流。穹隆有明显触痛；宫颈充血、水肿、举痛明显；宫体稍大，有压痛，活动受限；子宫两侧压痛明显，若为单纯输卵管炎，可触及增粗的输卵管，有明显压痛；若为输卵管积脓或输卵管卵巢脓肿，则可触及包块且压痛明显；宫旁结缔组织炎时，可扪到宫旁一侧或两侧有片状增厚，或两侧宫骶韧带高度水肿、增粗，压痛明显；若有脓肿形成且位置较低时，可扪及后穹隆或侧穹隆有肿块且有波动感。

【辅助检查】

1. 宫颈分泌物检查

可见宫颈或阴道异常黏液脓性分泌物；阴道分泌物涂片见到大量白细胞；培养可见宫颈淋病奈瑟菌或衣原体阳性。

2. 血常规

患者可有红细胞沉降率升高，血C反应蛋白升高。

3. 子宫内膜活检

可表现为子宫内膜炎。

4. 阴道超声或磁共振检查

可表现为输卵管增粗，输卵管积液，伴或不伴有盆腔积液、输卵管卵巢肿块。

5. 腹腔镜检查

可发现盆腔炎征象。

【诊断与鉴别诊断】

诊断最低标准含宫颈举痛、子宫压痛或附件区压痛；附加标准见上述辅助检查；特异标准为通过子宫内膜活检证实的子宫内膜炎及阴道或磁共振所见同上述。

急性盆腔炎应与急性阑尾炎、输卵管妊娠流产或破裂、卵巢囊肿蒂扭转或破裂等急症相鉴别。

急性阑尾炎可出现发热，起初多为中下腹疼痛，后转为右下腹疼痛，查体可触及麦氏点压痛、反跳痛，辅助检查可有白细胞升高。

输卵管妊娠常有停经史，可有或无阴道流血伴下腹痛，阴道超声可见输卵管增粗或包块形成，可有盆腔积液，检测尿 hCG 阳性，查体宫颈可有举痛。

卵巢囊肿破裂者常有卵巢囊肿史，破裂时多为急性下腹痛，常伴有恶心、呕吐等消化道症状，有时导致腹腔内出血、腹膜炎甚至休克，阴道超声可见盆腔积液。妇科检查发现腹部压痛、腹肌紧张或腹水征。

【临床处理】

1. 支持疗法

(1)卧床休息，半卧位有利于脓液积聚于直肠子宫陷凹而使炎症局限。

(2)给予高热量、高蛋白、高维生素流食或半流食，注意纠正电解质紊乱及酸碱失衡。

2. 药物治疗

抗生素的选用根据药敏试验较为合理，但在化验结果获得之前，根据病史、临床特点，并参考发病后用过何种抗生素等选择经验用药。若考虑衣原体、支原体感染，首选多西环素，也可选择阿奇霉素。由于淋病奈瑟菌和沙眼衣原体在盆腔炎中均起重要作用，所选择的抗生素应具有针对这两种微生物的活性。克林霉素和庆大霉素联合治疗对淋病奈瑟菌和沙眼衣原体具有较好疗效，第二代头孢菌素(如头孢替坦或头孢西丁)联合多西环素也可作为优先选择。由于急性盆腔炎常合并厌氧菌感染,可考虑加用具有抗厌氧菌活性的抗生素如甲硝唑或奥硝唑等。美国CDC指南明确建议,如果怀疑或确定病原体为淋病奈瑟菌,不再推荐使用氟喹诺酮类药物治疗盆腔炎。

3. 手术治疗

当患者出现以下情况时应考虑手术治疗,且术前宜行充分肠道准备。

(1)药物治疗无效盆腔脓肿形成经药物治疗48~72 h,体温持续不降,患者症状加重或包块增大者。

(2)输卵管积脓或输卵管卵巢脓肿经药物治疗病情有好转,继续控制炎症数天,肿块仍未消失但已局限化。

(3)脓肿破裂突然腹痛加剧,寒战、高热、恶心、呕吐、腹胀,检查腹部拒按或有中毒性休克表现,均应怀疑为脓肿破裂,需立即剖腹探查。手术可根据情况选择经腹手术或腹腔镜手术,原则以切除病灶为主。由于急性炎症,可导致盆腔充血,组织脆性较大,应注意小心操作,避免继发性脏器尤其是肠管损伤等。若为盆腔脓肿或盆腔结缔组织脓肿,可根据脓肿位置经阴道或下腹部切开排脓引流,若脓肿位置低、突向阴道后穹隆时,可经阴道切开排脓,同时注入抗生素。

【护理要点】

1. 健康教育

作好经期、孕期及产褥期的卫生宣教;指导性生活卫生,减少性传播疾病,经期禁止性交。对淋病及沙眼衣原体感染的高危妇女进行筛查和治疗,可减少盆腔炎性疾病发生率。若有盆腔炎性疾病者,需及时接受正规治疗,防止发生盆腔炎性疾病后遗症。

2. 对症护理

病情严重者或经门诊治疗无效者应住院治疗,并提供相应的护理:①卧床休息,给予半卧位,有利于脓液积聚于直肠子宫陷凹,使炎症局限;②给予高热量、高蛋白、高维生素饮食,并遵医嘱纠正电解质紊乱和酸碱失衡;③高热时采用物理降温,若有腹胀,应遵医嘱行胃肠减压;④减少不必要的盆腔检查,以避免炎症扩散。

3. 执行医嘱

通常根据病原体的特点及时选择高效的抗生素,诊断48 h内及时用药将明显降低盆腔炎后遗症的发生。应配合医生选择给药途径:①若患者一般状况好,症状轻,能耐受口服抗生素,并有随访条件,可给予口服或肌内注射抗生素。常用药物有头孢曲松钠、多西环素、氧氟沙星等。②若患者一般状况差,病情重,不能耐受口服抗生素,或门诊治疗无效等,可给予静脉给药。常用药物有头孢西丁钠、多西环素等。

使患者了解及时、足量抗生素治疗的重要性在于清除病原体,改善症状及体征,减少后遗症。经恰当的抗生素积极治疗,绝大多数盆腔炎性疾病患者能彻底治愈,使其建立信心,主动配合。护士应经常巡视患者,保证药液在体内的有效浓度,并观察患者的用药反应。对于药物治疗无效、脓肿持续存在或脓肿破裂者,需要手术切除病灶,根据患者情况选择经腹手术或腹腔镜手术。需要手术治疗者,为其提供相应的护理措施。

4. 心理护理

关心患者的疾苦,耐心倾听患者的诉说,提供患者表达不适的机会,尽可能满足患者的需求,解除患者思想顾虑,增强对治疗的信心。和患者及其家属共同探讨适合于个人的治疗方案,取得家人的理解和帮助,减轻患者的心理压力。

5. 防治盆腔炎后遗症

为预防盆腔炎后遗症的发生,应该注意:①严格掌握手术指征,严格遵循无菌操作规程,为患者提供高质量的围手术期护理;②及时诊断并积极正确治疗盆腔炎；③注意性生活卫生，减少性传播疾病。对于被确诊为盆腔炎后遗症的患者，要使其了解中、西医结合的综合性治疗方案，缓解症状，以减轻患者的焦虑情绪。综合治疗包括：①物理疗法，能促进盆腔局部血液循环，改善组织营养状态，提高新陈代谢，有利于炎症吸收和消退，常用的有激光、短波、超短波、微波、离子透入等；②中药治疗，结合患者特点，通过清热利湿、活血化瘀或温经散寒、行气活血，达到治疗目的；③西药治疗，针对病原菌选择有效抗生素控制炎症，还可采用透明质酸酶等使炎症吸收；④不孕妇女可选择辅助生育技术达到受孕目的。

6. 指导随访

对于接受抗生素治疗的患者，应在72 h 内随诊，以确定疗效，包括评估有无临床情况的改变，如体温下降，腹部压痛、反跳痛减轻，宫颈举痛、子宫压痛、附件区压痛减轻。若此期间症状无改善，则需进一步检查，重新进行评估，必要时行腹腔镜或手术探查。对沙眼衣原体及淋病奈瑟菌感染者，可在治疗后 4～6 周复查病原体。

病例介绍

患者，女性，23 岁，已婚育，因“左下腹胀痛伴发热 4 d”于 2015-05-18 急诊入院。

月经及生育史　末次月经：2015-05-06，1-0-2-1。

现病史　自诉于4 d 前出现下腹部胀痛，能忍受，伴腰骶部坠胀，体温最高 39 ℃，无咳嗽，无腹泻，无尿频尿急，无转移性右下腹痛。今日在门诊作彩超检查提示：输卵管增粗，积水可能，后陷凹积液 20 mm。门诊拟“急性盆腔炎”收住院。

既往史　平素体健；否认有肝炎、肺结核、痢疾等传染性病史；否认高血压、糖尿病等慢性病病史，无中毒史；否认药物及食物过敏史；

无输血史及性病史。

体格检查　T 38.7 ℃,P 90 次/min,BP 120/70 mmHg,R 20 次/min。心肺未见异常,腹平软,左下腹部压痛,无反跳痛,无触及包块。

妇科检查　外阴已产型,阴道畅,较多黄色分泌物,宫颈光,举痛,左侧附件压痛,未触及包块,右侧附件轻压痛。

辅助检查　彩超检查提示:输卵管增粗,积水可能,后陷凹积液20 mm。血常规:白细胞 16×10^9/L,中性粒细胞 85%。尿 hCG 阴性。

初步诊断　急性盆腔炎。

治疗措施

1. 完善 CRP、PCT 等血液学检查,采取阴道分泌物培养及血培养。
2. 胸片、ECG、B 超等影像学相关检查。
3. 密切注意腹痛及体温情况。
4. 采用二代头孢菌素+甲硝唑静脉滴注,2 d 后体温下降至正常,体温平稳 3 d 后停药。
5. 随访血常规、CRP,降至正常后出院。
6. 出院继续口服头孢克洛、奥硝唑 1 周。
7. 出院后随访 B 超。

专家点评

该患者为育龄期女性,首发症状为左下腹痛伴高热,应与输卵管妊娠流产或破裂、卵巢囊肿破裂相鉴别。该患者无转移性腹痛,无停经史,尿 hCG 阴性,B 超未见明显包块或卵巢囊肿。可排除急性阑尾炎、输卵管妊娠流产或破裂、卵巢囊肿蒂扭转或破裂等急症。在治疗上根据病史、临床特点,并参考发病后用过何种抗生素等选择联合用药,注意足量规范。待药敏试验结果后,可选择相应抗生素继续治疗。

第二节　前庭大腺脓肿

前庭大腺位于大阴唇下 1/3 深部，开口于处女膜与小阴唇之间，易受病原体侵入，发生急性感染。腺管开口因肿胀或渗出物凝聚而阻塞，脓液不能外流，形成脓肿，称为前庭大腺脓肿。前庭大腺脓肿是妇女常见的感染性疾病。若治疗不当，易反复发作，可能会导致败血症、蜂窝织炎和坏死性筋膜炎，甚至感染性休克而死亡。若前庭大腺腺管开口阻塞，腺体分泌物积聚于腺腔，可导致前庭大腺囊肿形成。

【临床表现】

常表现为外阴肿痛，行走不便，偶伴小便困难。查体可见局部皮肤红肿、发热、压痛明显。若为淋病奈瑟菌感染，挤压局部可流出稀薄、淡黄色脓汁。若脓肿形成，可触及波动感，严重者脓肿直径可达 5 ~6 cm，患者出现发热等全身症状，腹股沟淋巴结可呈不同程度增大。当脓肿内压力增大时，表面皮肤变薄，脓肿自行破溃，若破孔大，可自行引流，炎症消退较快而痊愈，若破孔小，引流不畅，则炎症持续不消退，并可反复急性发作。

【体格检查】

初期局部皮肤红肿、发热、压痛明显。若为淋病奈瑟菌感染，挤压局部可流出稀薄、淡黄色脓汁。若脓肿形成，可触及波动感。腹股沟淋巴结可不同程度增大。

【辅助检查】

急性期患者血常规白细胞、C 反应蛋白可呈不同程度增高。取前庭大腺开口处分泌物进行细菌培养，确定病原体。

【诊断与鉴别诊断】

根据患者病情、病史、妇科检查，诊断较明确。

【临床处理】

关键是妇科检查，判断是否为前庭大腺囊肿，是否有波动感，决定是保守观察还是手术治疗。

1. 局部清洁，药物坐浴。

2. 如伴发热、血白细胞分数升高等全身症状时应予广谱抗生素治疗。

3. 如脓肿形成，应切开引流，抗生素液（如甲硝唑）冲洗脓腔并放置引流物。

4. 前庭大腺囊肿较小者可观察随访，囊肿较大或反复发作，宜行前庭大腺囊肿造口术或前庭大腺囊肿剥除术，但急性感染期不行剥除术。

病例介绍

患者，女性，34 岁，已婚育，因“右侧外阴肿痛 1 周”于 2015-10-13 急诊入院。

生育史　1-0-2-1，2 年前顺产，人流 2 次。

现病史　患者平素月经规律，初潮 16 岁，周期 30 d，经期 3 d。7 d 前患者无诱因感右侧外阴包块，约 1 cm 大小，感疼痛，2015-01-04 就诊外院妇科检查考虑：右侧前庭大腺炎，给予口服“妇平胶囊 3 片、tid、po，甲硝唑栓塞，qd，PV，阴道泡腾片 1 片，qd，PV”治疗。治疗后会阴疼痛无好转，今感疼痛加重，影响行走，急诊来院就诊，急诊拟“右侧前庭大腺脓肿”收入院，发病来，神清，精神可，无畏寒、发热，无尿频、尿急等不适，二便正常。

既往史　既往未见异常。

体格检查　T 37.3 ℃，P 76 次/min，BP 122/84 mmHg，R 18 次/min。无贫血貌，腹部无明显膨隆，未扪及肿块，右下腹压痛，无反跳痛，无移动性浊音。妇科检查:外阴已婚式,阴道畅,分泌物脓性,右侧会阴中下1/3处触及4 cm×3 cm×3 cm肿块,触痛,波动感,宫颈肥大,光滑,子宫前位,无压痛,双侧附件区未触及异常。

辅助检查 血常规:WBC 10.8×10^9/L,N% 82%,Hb 139 g/L,余正常范围内。

治疗措施 入院后完善检查,予急诊行右侧前庭大腺脓肿切开引流造口术,术中见右侧大阴唇下1/3处触及大小3 cm×3 cm肿块,压痛,波动感。沿皮肤黏膜交界纵向切开1.5 cm直达脓腔,见黏稠脓性液体流出,约5 mL,无异味。取分泌物行衣原体、支原体、淋病奈瑟菌、一般细菌培养,碘伏、甲硝唑注射液清洗脓腔,3-0可吸收线扣锁缝切缘一周,查无出血,脓腔置橡皮片引流,术后给予抗炎、引流对症治疗,注意切口渗液及体温情况。

专家点评

该患者为已婚育龄女性,有外阴肿痛史,妇科检查发现右侧大阴唇下1/3处触及大小3 cm×3 cm肿块,压痛,波动感,诊断明确。因有波动感,考虑脓肿成熟,外院保守治疗无效,有手术征。因患者无发热等全身症状,血白细胞分数无明显升高,暂不予全身抗炎处理。无波动感,手术效果差,术后易复发。在手术过程中,切口应位于外阴皮肤黏膜交界处最低点,切开长度应接近囊肿/脓肿全长,术中取脓液行细菌培养以明确抗生素使用,完全清除脓肿,可予甲硝唑溶液冲洗脓腔,术毕放置皮片充分引流,术后抗炎,保持清洁卫生。

第三节　细菌性阴道炎

细菌性阴道炎指阴道内正常菌群失调，乳酸杆菌明显减少，多种致病菌大量繁殖并伴有阴道分泌物性质改变的一组综合征。由于厌氧菌增加，产生大量胺类物质，导致白带增多，有鱼腥臭味。但阴道黏膜无炎症改变，分泌物中白细胞较少。治疗主要为抗厌氧菌药物，常用甲硝唑、克林霉素，用药方法选择一周疗法。细菌性阴道炎治疗后易复发，若症状持续存在需检查是否为复发。由于治疗性伴侣并未降低复发率，性伴侣无须常规治疗。细菌性阴道炎可能导致子宫内膜炎、盆腔炎性疾病及子宫切除后阴道残端感染，准备进行宫腔手术操作或子宫切除的患者即使无症状也需要接受治疗；细菌性阴道炎与绒毛膜羊膜炎、胎膜早破、早产、产后子宫内膜炎等不良妊娠结局有关，有症状的妊娠期患者均应接受治疗；细菌性阴道炎复发者可选择与初次治疗不同的抗厌氧菌药物，也可试用阴道乳酸杆菌制剂恢复及重建阴道的微生态平衡。

【临床表现】

主要临床表现为阴道分泌物增多，发出难闻的腥味、腐臭味或鱼腥味，少数患者可有分泌物刺激外阴时的轻度外阴瘙痒及烧灼感。

【体格检查】

包括全身查体以及妇科检查，全身查体注意有无发热，下腹痛。妇科检查注意阴道分泌物的性质、量及阴道黏膜变化，宫颈及子宫改变等。阴道分泌物灰白色、量多、鱼腥味，考虑细菌性阴道炎可能性大，仍需要进一步进行实验室检查排除滴虫阴道炎、外阴阴道假丝酵母菌。

【辅助检查】

1. 分泌物镜检和胺试验协助诊断。

2. 必要时行阴道超声、输卵管检查了解子宫附件情况。

3. 血、尿常规检查明确有无感染。

4. 胸片、心电图等排除肺部及心脏疾病。

【诊断与鉴别诊断】

细菌性阴道炎与其他阴道炎的鉴别诊断见表2-1。

表2-1　细菌性阴道炎与其他阴道炎的鉴别诊断

	细菌性阴道病	外阴阴道假丝酵母菌	滴虫阴道炎
症状	分泌物增多,无或轻度瘙痒	重度瘙痒,烧灼感,分泌物增多	分泌物增多,轻度瘙痒
分泌物特点	白色,匀质,腥臭味	白色,豆腐渣样	稀薄脓性,泡沫状
阴道黏膜	正常	水肿,红斑	散在出血点
阴道 pH	>4.5	<4.5	>4.5
胺试验	阳性	阴性	可为阳性
显微镜检查	线索细胞,极少白细胞	芽生孢子及假菌丝,少量白细胞	阴道毛滴虫,多量白细胞

【临床处理】

治疗选用抗厌氧菌药物,主要有甲硝唑、替硝唑、克林霉素。甲硝唑可抑制厌氧菌生长而不影响乳杆菌生长,是较理想的治疗药物。

病例介绍

患者,女性,63岁,绝经10年,阴道分泌物增多伴外阴瘙痒1周入院。

婚育、月经史　G_5P_5，13 岁初潮，4～7 d/26～30 d，量中，无痛经，已绝经，绝经年龄 53 岁，已婚，育有 2 儿 3 女。

现病史　1 周前出现阴道分泌物增多伴外阴瘙痒，有鱼腥味，无外阴瘙痒，无尿急、尿频、尿痛的泌尿系统症状，无腹痛、腹泻，无发热、盗汗。患病来睡眠可，饮食如常，大小便如常，体重无明显减轻。既往体健，月经规律。绝经 10 年，无不洁性生活史，无阴道炎史，无长期服用抗菌药史。固定一个性伴侣。

体格检查　外阴发育正常，阴道呈老年性改变，上皮萎缩，皱襞消失，上皮变平滑、菲薄。阴道通畅，无阴道黏膜充血、水肿改变，于阴道内见较多量白带，呈灰白色，匀质，稀薄，无泡沫，有鱼腥味儿，位于后穹窿和阴道侧壁。宫颈光滑，子宫前位，正常大小，活动，无压痛，双侧附件区未扪及增厚及压痛。三合诊子宫、双侧附件区未及增厚及压痛，双侧主韧带及骶韧带无增粗及压痛。

辅助检查

1. 显微镜下可见典型的线索细胞，未见滴虫、假丝酵母菌假菌丝及芽孢。胺臭味试验(+)，pH 值为 5.5。

2. 血常规 WBC　13×10^9/L，ESR 21 mm/60 min，尿常规及血生化未见明显异常。

3. 胸片、心电图均未见异常。

治疗措施

1. 全身用药首选为甲硝唑 400 mg，口服，2 次/d，共 7 d。

2. 局部用药甲硝唑制剂 20 mg，每晚 1 次，连用 7 d；或 2% 克林霉素软膏阴道涂抹，每次 5 g，每晚 1 次，连用 7 d。哺乳期以选择局部用药为宜。

专家点评

细菌性阴道炎时，阴道内产生过氧化氢的乳杆菌减少而其他微生物大量繁殖，主加德纳菌、动弯杆菌、普雷沃菌、紫单胞菌、类杆菌、消化链球菌等厌氧菌以及大型支原体，其中以厌氧菌居多。因为大量厌氧菌繁殖时会产生胺类物质，而使阴道分泌物增多并有腥臭味，但阴道黏膜无充血、水肿的炎症表现，分泌物中白细胞很少。根据临床诊断标准可诊断为细菌性阴道炎。

1. 老年妇女的阴道分泌物增多是女性生殖道疾病常见症状，常见疾病有阴道炎症、宫颈炎症、上生殖道炎症以及生殖道肿瘤。其中以阴道炎症最为常见。阴道炎症中主要包括滴虫阴道炎、外阴阴道假丝酵母菌病及细菌性阴道病，由于各种阴道炎的发病机制不同，阴道分泌物的特点及伴随症状均不相同，在询问病史时需注意。

2. 阴道分泌物的特点、量以及伴随症状，滴虫阴道炎的分泌物增多，有异味，呈现黄色或淡黄色，泡沫状，外阴瘙痒不明显；外阴阴道假丝酵母菌病的分泌物呈白色豆渣样或凝乳样，常伴较严重的外阴瘙痒及外阴疼痛不适。而细菌性阴道病分泌物增多最为明显，白色，稀薄，鱼腥味，常常无外阴瘙痒。衣原体或淋球菌所致的急性宫颈炎，分泌物多，呈黄色。可伴有泌尿系统的感染症状，但很少外阴痛痒。上生殖道感染的分泌物增多不如下生殖道感染明显，很少外阴瘙痒，可伴有阴道不规则出血，或经前经后少量阴道出血。宫颈恶性肿瘤或子宫恶性肿瘤可有接触性出血或表现为月经不规律。

第四节　机械性损伤之外阴骑跨伤

外阴骑跨伤即因外阴受到各种原因外力击打后，发生的外阴软组织不同程度的损伤。严重者可以并发邻近器官（如阴道、尿道、膀胱、肛门、直肠）及腹腔内器官等软组织损伤，甚至并发骨折。常见原因有：①跌落骑跨于硬物，如自行车横杆、椅背等；②摔跤时外阴碰撞，如撞击在石块、铁器、凳角、木棒上；③暴力打击，如脚踢、性暴力等；④车祸。

【临床表现】

受伤后患者即感外阴部疼痛，可伴外阴出血。由于外阴部血管丰富，富于血供，而皮下组织疏松，当局部受到硬物撞击时，皮下血管破裂而皮肤无裂口时，极易形成外阴血肿。血肿继续增大时，患者除扪及肿块外，常伴剧烈疼痛和行动不便，甚至因巨大血肿压迫尿道而导致尿潴留。

【体格检查】

发生皮肤裂伤时检查可见外阴皮肤、皮下组织，甚至肌肉有明显裂口及活动性出血；如无皮肤裂伤但有软组织血肿则外阴部有紫蓝色块物隆起，压痛显著。如并发周围脏器损伤，则有相应的表现，特别是通过阴道及肛门直肠检查，可发现膀胱、直肠损伤后的破口，甚至有漏尿、漏粪现象。注意全身体检，勿遗漏其他损伤的征象。

【辅助检查】

1. 一般检查

(1)血常规　注意血红蛋白情况，了解失血或内出血情况。

(2)尿常规　注意有无血尿，了解膀胱及尿道损伤情况。

(3)大便常规　注意有无血便，了解直肠情况。

2. 超声检查

了解有无内出血，血肿及盆腹腔脏器情况。

3. X线检查

必要时了解有无骨折。

4. 泌尿道造影

了解泌尿道系统如膀胱、尿道有无损伤。

【诊断与鉴别诊断】

根据病史、临床表现、体格检查及辅助检查,诊断往往比较明确,应警惕对复合伤的诊断与鉴别诊断。急诊应分清轻重缓急,如患者一般情况好,生命体征平稳,应作细致全面的询问和检查。如一般情况较差或失血过多,应迅速建立静脉通道,立即进行术前准备,尽快完成必要检查,通知相关人员到场,通过绿色通道直送手术室。

【临床处理】

虽然外阴骑跨伤威胁生命者极少,但是有时候损伤会造成大量失血,甚至可能合并其他重要脏器的损伤,因此要做好生命体征的监测。

根据损伤的原因、间隔时间、损伤部位与程度、伤口是否合并感染、是否合并其他脏器损伤等情况,综合分析决定治疗方案。

外阴阴道浅表损伤:包括处女膜损伤、出血不活跃、无感染者,可消毒后压迫止血,随访观察。

外阴阴道撕裂伤:尽早清创缝合,如果组织破碎或污染严重,时间间隔较长,应充分清创后放置引流条。

外阴血肿:应根据血肿大小、是否继续增大及就诊的时间决定。血肿小,无继续增大者,予止血镇痛药物,并密切随访观察。在最初的24 h,可采用局部冷敷或压迫止血。

24 h后可改为热敷或超短波、远红外线治疗,以促进血肿吸收。需注意外阴皮下组织疏松,外阴血肿的特点是出血弥漫渗入疏松的皮下组织,因此,如无活动性出血,无血肿持续增大,不应切开引流,否则一来出血弥漫在组织间隙无法得到有效的引流,二来反而容易造成继发感染,导致病情恶化。对于有活动性出血或造成血流动力学不稳定时,应在良好的麻醉条件下切开血肿,排除积血,仔细寻找结扎出血点后再予以缝合。术毕应在外阴部和阴道部同时用纱布加压以防止继续渗血,同时保留尿管导尿,并加强止血药及抗生素的应用。

合并尿道或膀胱损伤:立即手术缝合修补。

肛门直肠损伤：如肛门部分撕裂，应予Ⅰ期清创缝合。如完全撕裂，治疗延误（>8 h），伤口污染严重，应先行结肠造口，以后再行Ⅱ期修补术。

合并多脏器损伤：请相应的专科医师联合会诊，按轻重缓急分别诊治。

【预防】

应加强安全知识教育，避免玩耍跨越游戏，严禁翻越护栏，减少不必要的伤害；自觉遵守交通法规，减少意外的发生概率。

【常见护理诊断/问题】

1. 恐惧　与突发创伤事件有关。
2. 急性疼痛　与外阴、阴道创伤有关。
3. 潜在并发症　失血性休克。

病例介绍

患者，女性，30岁，急诊入院。

现病史　摔倒后引起外阴部疼痛伴肿胀2 h。患者2 h前不慎跌倒在碎石堆上，臀部着地。当时即感臀部及外阴部疼痛伴肿大，但无出血。遂来院。

妇科检查　左侧外阴高度肿胀，大小如拳头，表面紫红色，无裂口，按之有波动感，压痛明显。该侧小阴唇累及，阴道口被堵塞，排尿困难。耻骨及尾骨无压痛感。

辅助检查　血常规：Hb 120 g/L，X线显示无骨折。麻醉下仔细检查阴道壁、尿道、膀胱无损伤，血肿未见明显增大，随访血常规未见血红蛋白下降，心电监护声明体征平稳。

治疗措施　予以保留导尿，冰袋冷敷外阴24 h，继以温水坐浴，每日2次。同时予以红外线理疗。必要时哌替啶止痛治疗。3 d后血肿逐步消退，拔除导尿管后出院。

专家点评

外阴骑跨伤有明确诱因、临床表现，诊断通常无困难。但需注意3点：①因外阴血管丰富，可能造成血管破裂导致活跃的大出血危及生命安全，所以接诊时应首先检查有无严重外出血或内出血，判断生命体征是否平稳，以免发生失血性休克甚至更严重的后果；②需仔细检查有无合并阴道深部裂伤或其他器官创伤；③对于幼女应注意判断有无性虐待可能。意外骑跨伤不常发生处女膜或阴唇后联合创伤。如发现从3点方向延伸至9点方向的处女膜区域撕裂伤，或者同时还有躯体其他部位瘀伤、怀疑性传播疾病时，必须作进一步检查。

对于外骑跨伤的处理，必须注意如无活跃性出血，血流动力学稳定，即使外阴血肿较大，也应采取保守治疗，不应行切开引流。因出血弥漫渗入外阴皮下疏松结缔组织，切开后基本不可能充分引流，且通常无法找到出血血管，反而因外阴部位特殊，极易诱发感染，造成脓肿。另外必须注意导尿，很多患者会因外阴血肿疼痛或压迫尿道后导致排尿困难。

如检查发现阴道深部裂伤，应请有经验的医师一起在麻醉状态下进行仔细检查确切缝合，因阴道解剖位置特殊，与膀胱、直肠、尿道相邻，阴道壁3点、9点位置有血管走行，所以缝合时务必小心谨慎，避免损伤。如发生阴道上端裂伤，可能伴随多种结构的损伤，包括盆底血管（如卵巢血管、髂内血管和髂外血管）、子宫、输卵管、膀胱、乙状结肠或小肠等。应仔细探查，必要时进行腹腔镜检查或剖腹探查。

第五节　机械性损伤之外阴阴道撕裂

外阴撕裂通常发生于钝挫伤,最常见的是骑跨伤。由于幼女较成年人外阴脂肪组织少,缺少缓冲,发生碰撞时更容易出现外阴裂伤。阴道撕裂多为贯通伤,常见的原因包括分娩时产道裂伤,性交所致裂伤,后者可见于自愿性交用力过大所致或非自愿性交时。另外,少见的原因包括异物穿通伤,过大的气压或水压进入阴道也可导致裂伤(如坐在喷泉出水口时突然高压出水进入阴道),以及外伤导致骨盆骨折累及阴道等。

阴道裂伤的危险因素包括:巨大儿阴道分娩;低雌激素水平所致阴道狭窄萎缩(如绝经后妇女);初次性交;生殖道畸形,如阴道纵隔、处女膜环狭窄等;盆腔放疗史;性虐待或强奸行为等。

外阴撕裂伤通常易于判断。阴道撕裂伤可能向上延伸甚至累及盆腔脏器及血管,因此,发生阴道撕裂伤时应进行仔细检查,必要时麻醉下进行全面检查,评估损伤部位及范围,避免遗漏。

此外,医师在接诊外阴阴道撕裂患者时应注意有无性虐待或家庭暴力嫌疑,有时患者可能因为年龄过小或羞于启齿不愿讲述受伤原因及经过,医师应仔细耐心询问病史,评估患者精神状态,检查患者身上其他部位是否有被虐待的伤痕,收集阴道分泌物进行精液检查。但应注意不要在检查过程中给患者造成额外的伤害或疼痛。如认为有受性虐待或暴力可疑,应及时报警。

【临床表现】

外阴阴道裂伤患者通常表现为外伤后突发外阴阴道剧烈疼痛,伴外阴或阴道出血,少数病例因累及血管,可发生严重出血甚至休克。

受伤时间较长导致感染者外阴阴道出现脓性分泌物,伴恶臭,患者可出现发热、寒战等全身症状。

分娩导致阴道裂伤表现为在胎儿娩出后，阴道立即有持续不断的鲜红色血液流出，而子宫收缩良好。

【体格检查】

未成年患者体格检查应有监护人在场。应对患者进行全面评估，包括精神状态、一般情况、全身检查及妇科检查。如疑有性虐待、强奸、暴力可疑应报警并由有资质进行伤残鉴定的医师进行检查。

评估患者一般状态及生命体征，有大量出血或生命体征不稳定时应送手术室急救处理。

体格检查 还应注意身体其他部位有无受伤情况。

妇科检查 应首先检查外阴、阴蒂、尿道、会阴体及直肠情况，观察有无裂伤、裂伤部位、深度、有无累及周围器官，并应观察有无活跃性出血及出血部位。外阴撕裂患者可同时合并外阴血肿，表现为外阴局部肿胀疼痛有波动感伴皮肤瘀青，单侧血肿者外阴左右两侧不对称。

裂伤部位位于会阴前部时应注意有无尿道损伤。会阴体裂伤者应注意检查有无肛门外括约肌、直肠损伤。可将示指置于肛门内嘱患者进行提肛运动，如患者提肛时示指周围无肛门括约肌收缩感觉，提示肛门外括约肌撕裂。通常将会阴体撕裂分为4度：①Ⅰ度：会阴皮肤及阴道入口黏膜撕裂。②Ⅱ度：会阴体和肌层组织裂伤，累及阴道后壁黏膜，并可沿阴道后壁两侧沟向上延伸撕裂。此种情况局部解剖结构不清，可有大量阴道出血。③Ⅲ度：伤及肛门外括约肌肌层，直肠黏膜完整。④Ⅳ度：肛门外括约肌完全撕裂，直肠黏膜撕裂，直肠与阴道贯通。

检查阴道裂伤情况时应注意患者多疼痛难忍、心情紧张，扩张阴道可能导致患者疼痛加重不能放松配合检查。必要时应在麻醉情况下进行全面检查，以防遗漏裂伤部位。应采用阴道窥器或阴道前后位拉钩充分暴露阴道壁，并暴露阴道前、后穹隆，仔细评估阴道壁的完整性。可将前后位拉钩置于阴道内暴露宫颈和穹隆后，一叶拉钩不动，另一叶拉钩缓慢外移，仔细观察该侧阴道壁有无损伤及出血。尤应注意暴露阴道穹隆，观察阴道穹隆与宫颈之间有无裂伤，因此处为性交所致阴道撕裂最常见部位。如存在阴道裂伤，须沿裂伤伤口向上确定裂伤顶点，此点非常重要，如无法准确定位裂伤顶点，可能导致遗漏损伤部位未予及时修复，造成巨大血肿蔓延、膀胱阴道瘘、直肠阴道瘘等严重后果。另应注意阴道窥器放置后可能导致遮盖损伤部位或压迫出血点造成不出血或出血不多的假象，可在缓慢撤出阴道窥器时仔细观察有无损伤及出血加重。阴道前壁损伤应注意判断有无膀胱、尿道裂伤，必要时可行导尿（血尿提示膀胱损伤可能）、膀胱充盈予以鉴别。阴道后壁损伤应注意有无直肠及肛门裂伤，应行肛门指检协助判断。

初次性生活导致外阴阴道裂伤者应仔细检查有无生殖道畸形情况，如处女膜环狭窄、阴道纵隔、阴道斜隔等。

如阴道撕裂向上延伸至盆腔，必要时需行腹腔镜检查或剖腹探查评估有无更重盆腔内脏器、血管损伤情况。

此外还应触诊骨盆骨性结构，评估有无骨折存在。

【辅助检查】

1. 血常规

了解失血情况及有无合并感染。

2. 尿常规及大便常规

有无隐血评估是否合并泌尿道或直肠损伤。

3. B 超

评估子宫双侧附件情况，了解有无血肿形成及血肿大小。

4. X 线

如疑有骨盆骨折，需行 X 线检查。

5. **直立位腹部平片**

对疑有阴道穹隆穿通伤或盆腹腔肠道裂伤者，可采用腹部平片查寻膈下有无游离气体，如可见游离膈下气体，提示肠道裂伤或阴道损伤已穿通至盆腹腔。

【诊断与鉴别诊断】

1. 外阴血肿应与前庭大腺脓肿或血肿鉴别。

2. 外阴阴道裂伤应注意评估判断有无合并邻近盆腔脏器、血管损伤。

3. 生命体征不稳定者应注意鉴别失血性休克或严重外伤导致空气、脂肪栓塞的情况。

【临床处理】

1. **生命体征监控**

生命体征不稳定者应予以迅速建立静脉通路，有大出血者局部压迫止血急送手术室。

2. **麻醉和抗生素**

对于较严重的外阴阴道裂伤一般均需局部麻醉、骶麻或全身麻醉下行清创缝合手术。一般不需使用预防性抗生素，对于遭受性侵、异物损伤创面不洁者需预防性使用抗生素。不洁异物导致深部创伤者还应给予破伤风针注射。对于感染创面，应采取标本进行细菌培养。

3. **清创**

外阴、阴道裂伤多因外伤、性交等造成，应充分清创，避免异物残留导致的继发感染。

4. **轻微裂伤处理**

轻微的外阴阴道皮肤黏膜损伤，无活动性出血者可充分消毒后观察，或阴道黏膜损伤少量渗血者用碘伏或凡士林纱条压迫止血即可。

5. 外阴裂伤

外阴较严重裂伤伴活跃出血者需紧急缝合。应找到出血点缝合止血。损伤时间较长合并感染者不应一期缝合,应采用过氧化氢溶液清洗伤口并用凡士林纱布或生理盐水纱布填充创面数天,每天更换1～2次,待创面新鲜清洁后再予以二期缝合。

6. 阴道裂伤

在麻醉下充分暴露阴道裂伤部位,仔细探查明确裂伤部位顶点,有无合并其他邻近脏器损伤。对于累及血管合并大量出血、合并其他脏器损伤或裂伤延伸至盆腔者,应由经验丰富的医师或相关科室资深医师协作进行修复手术。必要时需要进行腹腔镜或开腹探查。阴道裂伤修补的要点在于:①以阴道裂伤顶点为起始点进行缝合,缝合第一针必须超过裂伤起始点。②缝合不可留有无效腔。对于深部裂伤,需要分层进行缝合。③需注意阴道解剖的特殊性,其前后均有重要器官组织及大血管,须注意不能在缝合过程中造成这些结构的损伤或穿通。④可在创面内放置引流皮片,以免局部止血不充分导致血肿形成。⑤裂伤修补后可在阴道内填塞聚维酮碘纱条压迫止血和预防感染。⑥对于感染创面,在充分止血的前提下,可进行清创后保持引流,待感染控制后行二期缝合。

【常见护理诊断/问题】

1. 恐惧　与突发创伤事件有关。

2. 急性疼痛　与外阴、阴道创伤有关。

3. 潜在并发症　失血性休克。

病例介绍

患者,女性,25岁,急诊入院。

现病史 性侵犯后发生阴道出血 1 h。患者被迫非自愿性交，当时疼痛，阴道出血进行性增多，遂来院急诊。110 警察及主任医师到场后，记录病史及体格检查。患者现一般情况好，生命体征平稳，情绪较激动。

妇科检查 外阴红肿，处女膜破损，会阴后联合见擦伤。阴道畅，少量出血，阴道窥视，后穹隆正中有一横裂，长约 4 cm，裂口处见活跃性出血。肛查直肠黏膜完整。

治疗措施 急诊在静脉全麻下，探查此裂口未与盆腔相通，消毒伤口，予可吸收线连续扣锁缝合，术后碘伏纱布填塞阴道，抗炎对症支持治疗，术后 24 h 取出阴道纱布无出血，恢复好，予出院。

专家点评

性暴力所致外阴阴道裂伤是较常见的妇科急诊情形。出现类似情况应及时报警并呼叫上级医师同时到场进行伤害检查和鉴定。阴道裂伤患者多有剧烈疼痛，在无麻醉的情况下有时因疼痛所致检查不配合，可能导致无法充分评估损伤情况，因此，通常需要在麻醉状态下充分暴露进行检查评估。如发现大量阴道出血，应立即建立静脉通路，暂时紧急阴道填塞压迫止血，立即送手术室。阴道裂伤通常因为位置深、暴露困难、复合裂伤、周围解剖结构复杂导致缝合困难。建议在修补时需要有经验丰富的上级医师在场，并且确保切实止血、缝合裂伤顶部、扎实缝合关闭创面，不留无效腔。否则可能由于局部止血不充分，出血在无效腔内聚集，血肿形成并沿组织间隙延伸，造成更大的损伤，使修复更加困难，并导致感染。同时还应避免缝合过程中缝针穿透直肠、尿道、膀胱或大血管造成继发损伤。

第三部分 产科相关疾病

第一节 早产

妊娠满28周或新生儿出生体重≥1000 g至不足37周分娩者称为早产。早产儿占活产儿的8%～10%。早产分为自发性早产和治疗性早产。前者包括自然发动的早产和胎膜早破后早产；后者是因妊娠合并症或并发症，为母儿安全需要提前终止妊娠早产。最常见的早产类型是自发性早产，占早产总数的70%～80%，早产分娩的胎儿称为早产儿，早产儿因出生低体重，各器官发育不成熟，易合并呼吸窘迫综合征、坏死性结肠炎、高胆红素血症、脑室内出血、视网膜病变、脑瘫等近期、远期并发症。早产是直接导致新生儿死亡（出生后28 d以内死亡）的首要原因。全球27%的新生儿死亡都归因于早产。

【高危因素】

1. 有晚期流产及（或）早产史。

2. 阴道超声检查　孕中期阴道超声检查发现宫颈长度<25 mm。

3. 子宫发育异常或有子宫颈手术史（如宫颈锥切术、环形电极切除术）。

4. 孕妇年龄过小或过大　孕妇≤17岁或>35岁。

5. 妊娠间隔过短的孕妇　两次妊娠间隔如控制在18～23个月，早产风险相对较低。

6. 过度消瘦的孕妇　体重指数<19 kg/m^2,或孕前体质量<50 kg,营养状况较差。

7. 多胎妊娠。

8. 辅助生殖技术助孕。

9. 胎儿及羊水量异常　胎儿结构畸形和(或)染色体异常、羊水过多或过少者早产风险增加。

10. 有妊娠并发症或合并症　如并发重度子痫前期、子痫、产前出血、妊娠期肝内胆汁淤积症、妊娠期糖尿病、并发甲状腺疾病、严重心肺疾患、急性传染病等,早产风险增加。

11. 异常嗜好　有烟酒嗜好或吸毒的孕妇,早产风险增加。

【临床表现】

患者初期表现为不规律性下腹痛,类似月经样绞痛,初期是轻度、不规律宫缩,偶伴腰痛、阴道压迫感,还可以有阴道黏液分泌物,可能无色、粉红色或有少许血性成分(即黏液栓、见红)。后期早产临产,下腹痛规律。

【体格检查】

腹部可扪及宫缩,后期宫缩规律持续存在,宫缩(4 次/20 min 或 8 次/60 min)。使用无润滑油窥器进行阴道检查,看见宫颈管缩短或扩张,偶见羊膜囊膨出。

【辅助检查】

1. 超声评估宫颈管长度 30 mm 以上早产率低;20 ~ 30 mm 需要辅助其他检查;20 mm 以下患者早产率极高。

2. 获取阴道拭子进行胎儿纤维连接蛋白(fetal fibronectin,fFN)检测。推荐对宫颈长度 20 ~ 30 mm 进行检测,阴性预测值更高。

3. 5 周内未进行直肠阴道的患者,做 GBS 培养筛查 B 族溶血性链球菌。对淋菌、衣原体感染高风险患者也需进行检查,存在细菌性阴道炎或滴虫症状的患者进行相关检查。

4. 尿培养排除无症状菌尿。

【诊断】

1. **高危因素**

早产的高危因素包括上述产妇接受辅助生殖技术助产、多胎妊娠、上胎早产史、宫颈缩短等。

2. **早产临产**

妊娠满28周至不足37周，出现规律宫缩（每20 min 4次或每60 min 8次）同时伴有宫颈管消退（宫颈缩短≥80%）、宫颈进行性扩张2 cm以上。

3. **先兆早产**

妊娠满28周至不足37周，出现上述规律宫缩但宫颈尚未扩张，经阴道超声测量宫颈长度<20 mm。

【早产预测】

目前常用以下3种方法进行早产预测。

1. 阴道超声检查，中孕期阴道超声检查发现宫颈长度<25 mm。

2. 前次晚期自然流产或早产史，但不包括治疗性晚期流产或早产。

3. 阴道后穹隆棉拭子检测胎儿纤维连接蛋白，阳性预测值低，但阴性预测值较高。且未改善围产儿结局，但可用于排除诊断。

【鉴别诊断】

1. **胎盘早剥**

轻型胎盘早剥胎盘边缘出血，剥离面积小也表现为间断出血，有不规律宫缩及下腹隐痛。有时与先兆早产很难鉴别。如反复应用抑制宫缩剂无效，仍间断有阴道出血，要考虑轻型胎盘早剥可能。

2. 其他原因

引起下腹痛合并先兆早产，有时其他原因如子宫肌瘤变性、阑尾炎、急性胃肠炎等可能同时有宫缩、阴道出血等早产症状，要警惕这些合并疾病被早产症状掩盖。

【临床处理】

1. 宫缩抑制剂

为完成促胎肺成熟治疗疗程，以及转运孕妇到有早产儿抢救条件的医院分娩赢得时间，推荐于 34 周前应用，满 34 周后不应用抑制宫缩药物。因 90% 有先兆早产症状的不会在 7 d 内分娩。所以对有规律宫缩的孕妇根据宫颈长度确定是否应用宫缩抑制剂。

（1）钙通道阻断剂　硝苯地平：起始剂量 20 mg，然后每次 10 mg，每天 3 次，持续 48 h。需要监测血压。不良反应为低血压。

（2）前列腺素抑制剂　吲哚美辛，主要用于妊娠 32 周前的早产，起始剂量 50 mg 口服，然后每次 25 mg，每天 4 次，也可经阴道或直肠给药，需要监测羊水量及胎儿动脉导管宽度。

（3）β_2-肾上腺素受体激动剂　利托君起始剂量 50 μg/min 静脉滴注，每 10 min 可增加剂量 50 μg/min，至宫缩停止，最大剂量不超过 350 μg/min，持续 48 h。使用过程中需密切监测心率及主诉，如心率超过 120 次/min，或诉心前区疼痛则停止使用。不良反应包括孕妇出现低血钾、心动过速、高血糖、肺水肿、胸痛，偶有心肌缺血。

（4）缩宫素受体拮抗剂　阿托西班：起始剂量为 6.75 mg 静脉静滴 1 min，继之 18 mg/h 维持 3 h，接着 6 mg/h 持续 45 h。

（5）硫酸镁的应用　推荐 32～34 周前可能发生早产的孕妇给予保护胎儿神经系统治疗，对于可能在 1 周内发生早产的孕妇应用以便于完成促胎肺成熟治疗疗程尚存在争议。最新 ACOG 指南推荐硫酸镁可用 48 h 抑制宫缩以争取时间促胎肺成熟。不推荐应用超过 7 d，

FDA 认为长期应用硫酸镁且应用剂量较大可引起胎儿骨骼脱钙。使用过程中应监测呼吸、膝反射、尿量，24 h 总量不超过 30 g。

2. 其他治疗

（1）根据我国中华医学会妇产科学分会产科学组早产的临床诊断与治疗指南（2014）34^{+6}周前有早产风险的患者要进行促胎肺成熟治疗。方案：地塞米松 5 mg 肌内注射，12 h 重复 1 次，共 4 次。

（2）有感染因素如尿培养或 GBS 检测阳性推荐治疗，但如无感染证据，不推荐常规治疗。

（3）黄体酮对急性早产临产无用。但对非急性期的宫颈管短有效。适用黄体酮的指征详见早产临床诊断及治疗指南：有晚期流产或早产史的无早产症状者、前次有早产史，此次孕 24 周前宫颈缩短<25 mm 者、无早产史，孕 24 周前阴道超声发现宫颈缩短<20 mm 者可使用。

【常见护理诊断/问题】

1. 有窒息的危险　与早产儿发育不成熟有关。

2. 焦虑　与担心早产儿预后有关。

【护理措施】

1. 预防早产

孕妇良好的身心状况可减少早产的发生，突然的精神创伤亦可诱发早产，因此，应做好孕期保健工作、指导孕妇加强营养，保持平静的心情。避免诱发宫缩的活动，如抬举重物、性生活等。高危孕妇必须多卧床休息，以左侧卧位为宜，以增加子宫血液循环，改善胎儿供氧，慎做肛查和阴道检查等，积极治疗合并症，宫颈内口松弛者应于孕 14～16 周或更早些时间作子宫内口缝合术，防止早产的发生。

2. 药物治疗的护理

先兆早产的主要治疗为抑制宫缩，与此同时，还要积极控制感染、治疗合并症和并发症。护理人员应能明确具体药物的作用和用法，并能识别药物的副作用，以避免毒性作用的发生，同时，应对患者做相应的健康教育。

病例介绍

患者，女性，31 岁，孕 2 产 0，因“停经 33^{+3} 周，下腹痛 3 h”入院。

生育史　0-0-1-0，2 年前早孕人流 1 次。

现病史　患者平素月经规律，因患 PCOS 无优势卵泡行 IPV-ET 术。末次月经：2015-05-30。2015-06-14 移植 2 枚冻胚，存活 1 枚，预产期 2016-03-06。早孕反应明显。孕 4 个月自觉胎动。孕期检查未见异常。今晨起 6：00 出现下腹阵痛，间隔 7～8 min，无阴道流液，遂至急诊收入院。

既往史、个人史、家族史　未见异常。

体格检查　T 36.5 ℃，P 78 次/min，BP 115/69 mmHg。心肺听诊未见异常，腹软，肝区无压痛，肾区无叩痛，腹部无压痛、反跳痛，肠鸣音 3 次/min，阵发性下腹痛，间隔 7～8 min，持续 20 s，产科检查宫缩质弱，与腹痛时间同步，宫缩间歇期子宫软。胎心左下腹，胎心率 125 次/min，宫口开 1 cm，宫颈完全容受，软，后位。

辅助检查　超声提示胎儿符合孕周大小，胎盘与继承关系分界尚清。血常规白细胞正常范围。胎心监护反应型。

治疗措施　因未满 34 周，给予地塞米松促胎肺成熟，安宝抑制宫缩治疗 48 h 后停药，宫缩缓解。

专家点评

该患者为育龄女性，有停经史，行 IVF-ET 术，存活 1 枚，早孕反应明显。孕4个月自觉胎动，结合超声所见胎儿符合孕周大小。考虑 G_1P_0 孕 33^{+3} 周诊断成立。患者下腹痛发生于孕晚期，不规律，产检腹痛与宫缩发生时间同步，伴少量阴道流血，结合病史首先考虑为先兆流产。还需注意鉴别胎盘早剥，患者间歇子宫软，张力低，超声提示胎盘与肌层分界清，胎心监护反应好，无证据支持胎盘早剥。临床处理上以先兆早产处理为宜，同时观察治疗效果及后续症状改善情况，注意严密观察病情变化。同时可以进行早产原因查找，进行相关检查。关于糖皮质激素促胎肺成熟的应用，我国2014年早产的临床诊断与治疗指南认为 34^{+6} 周前应用，而美国妇产科学会（ACOG）是定义的 33^{+6} 周末应用过，且有7 d内分娩的风险，建议单疗程促胎肺成熟，能改善早产儿预后。如果 34^{+6} 周前有早产风险而距应用糖皮质激素促胎肺成熟已经超过14 d，可以追加单个疗程的糖皮质激素，但不应超过2次。不同指南虽然规定孕周不同。但最新2017ACOG指南推荐对 34^{+6} 周～36^{+6} 周妊娠有7天内早产风险的孕妇，既往未应用过糖皮质激素促胎肺成熟，可以给予单疗程，但不推荐为给予促胎肺成熟药物而应用宫缩抑制剂。宫缩抑制剂的选择现在也发生了变化，硫酸镁已经不作为宫缩抑制剂应用，仅用于子痫前期预防抽搐及 32^{+6} 周前应用保护胎儿脑神经。而国内指南推荐的一线用药有钙通道阻滞剂、前列腺素抑制剂和β受体激动剂。

病例介绍

患者，女性，30岁，因“G_1P_0 孕 33^{+5} 周，规律下腹痛1 h”而入院。

现病史　孕妇平素月经规则，4/26 d，末次月经2014-08-24，预产期2015-06-01，停经30余天自测尿hCG（+），早孕反应轻，孕早期阴道少量见红，休息后好转，未行保胎治疗。孕4个月余自觉胎动至今，

孕 17^{+2} 初诊建卡，定期产检，D 筛查、B 超筛查、OGTT、甲状腺功能检查均未见明显异常。孕期无头晕头痛，无视物模糊，无胸闷憋气，无腹痛，无阴道流血、流水，无皮肤瘙痒等不适。2 d 前觉不规则下腹痛，10～30 min 一阵，质弱，未就诊，今孕 33^{+5} 周，1 h 前起规律下腹痛，约 6 min 一阵，持续约 15 s，质弱，有少量阴道流血，无阴道流液，急诊来院就诊，CST(-)，查体宫口未开，急诊拟“G_1P_0，孕 33^{+5} 周，先兆流产”收入院。现一般情况可，精神可，食欲可，两便正常，睡眠可。

既往史　青霉素过敏。既往体健，否认心、肝、肾等疾病史，否认手术及重大外伤史。

生育史　0-0-0-0。

体格检查　T 37 ℃，P 80 次/min，R 20 次/min，BP 123/80 mmHg，(妊娠前基础血压)116/73 mmHg，身高 160 cm，双肺呼吸音清晰，未闻及干湿啰音。心律齐，各瓣膜听诊区未闻及异常心音，心率 82 次/min。腹部圆隆，无压痛、反跳痛，肝脾肋缘下未触及，肾区无叩痛，肠鸣音 4 次/min，胎动正常，腹围 95 cm，宫高 29 cm，胎儿估计 2200 g。

骨盆外测量：髂棘间径(IS)23 cm；髂嵴间径(IC)25 cm；骶耻外径(EC)20 cm；出口横径(TO)9 cm。阴道窥视：宫颈轻糜，未见活跃性出血点。阴道检查：先露头，胎膜未破，子宫颈容受 60%，宫口未开，膝反射存在。

辅助检查　血常规、凝血功能、肝肾功能均正常范围。B 超：单胎，头位，宫颈长度 36 cm，宫颈内口未见明显扩张，胎盘下缘距宫颈内口距离 56 cm，目前可探及范围内胎盘同子宫肌层间未见明显异常回声。

治疗措施

1. 入院后完善相关检查，加强母胎监护，予地塞米松肌注促胎肺成熟，安宝静滴抑制宫缩至孕 34 周，其后仍有不规则宫缩及间断性阴道流血，宫缩10 min～3 h一阵，质地弱，持续时间10～20 s不等，阴道流血量少呈间断性。每天NST有反应型，定期随访B超、血常规、凝血无明显变化。孕35^{+5}周时规律宫缩发动，孕35^{+6}周时经阴道分娩一活女婴，新生儿出生体重2460 g，Apgar评分：1 min 9分，5 min 9分。

2.产后予促宫缩治疗，恢复情况良好，生命体重平稳，子宫复旧佳，恶露量少，色暗红，会阴伤口无红肿及渗出，按期出院。

专家点评

该患者于孕33^{+5}周出现规律自发宫缩，伴有少量阴道流血，B超提示：宫颈内口未见明显扩张，胎盘下缘距宫颈内口距离56 cm，目前可探及范围内胎盘同子宫肌层间未见明显异常回声，可初步除外前置胎盘引起的阴道流血。结合阴道窥视结果，亦可确定阴道流血来自宫腔。入院后定期随访B超、血常规、凝血功能较入院时无明显变化，每天NST有反应型，胎盘早剥基本排除。故而先兆早产诊断成立，因孕周<34周，按照诊疗规范予积极安宝抑制宫缩同时地塞米松肌注促胎肺成熟，保胎治疗至孕34周止。后孕35^{+5}周规律宫缩发动，因无阴道分娩禁忌证，胎儿顺利经阴道分娩，母子妊娠结局良好。

第二节　胎盘早剥

妊娠20周后或分娩期，正常位置的胎盘在胎儿娩出前全部或部分从官壁剥离，称为胎盘早剥。胎盘早剥是妊娠晚期出血的重要原因之一，起病隐匿，病情进展迅速，严重时可危及母儿生命安全。妊娠中胎盘早剥的发病率为0.4%～1%。40%～60%的早剥发生于妊娠第

37周之前,14%发生于妊娠第32周前。

【高危因素】

胎盘早剥的高危因素包括产妇血管病变(子痫前期、慢性高血压、慢性肾脏疾病等)、机械因素(腹部外伤、性交活动、破膜后宫压骤减如羊水过多胎膜失控性的破裂后或双胞胎中一胎分娩后等)、子宫静脉压升高(仰卧位低血压)、高龄多产、不良生活习惯(吸烟)及接受辅助生育技术等。

【临床表现】

胎盘早剥的典型症状是孕晚期出现阴道出血、腹痛、宫缩。胎盘早剥有3种类型:胎盘剥离后形成胎盘后血肿,但无阴道出血,为隐性型;胎盘剥离后血液沿胎膜下行,经子宫颈口向外流出,为显性型;既有胎盘后血肿,又有外出血,则为混合型。

胎盘早剥的临床特点如下。

1. 轻型

常为显性型或混合型。

(1)有少量阴道出血,有腹痛,但轻微。

(2)血压无改变,腹部检查无明显异常,胎心率正常。

(3)产后胎盘检查可见胎盘母体面凝血块压迹。

2. 重型

常见于隐性型。

(1)发病突然,腹痛明显。常伴胎心率异常。

(2)恶心,呕吐,面色苍白,脉细速而呈休克状态。

(3)阴道出血少或无出血,外出血与休克不成比例。

(4)若行破膜可见羊水呈血性,少数患者尿少或有凝血功能障碍表现。当胎盘附着于子宫后壁时,背痛突出。但大部分胎盘早剥缺乏上述典型症状,10%~20%的胎盘早剥为“隐匿性剥离”。部分胎盘早剥的严重程度与阴道出血量不相符,不能仅根据阴道流血量估计早剥面积。胎盘早剥病情凶险者，可迅速发生胎儿宫内死亡、休克、凝血功能障碍甚至死亡。

【体格检查】

子宫偶有压痛，但不是典型症状。通常是胎心率首先发生变化，子宫张力增大，宫缩间歇期子宫张力不减退，严重时子宫呈板状，压痛明显，胎位触及不清。

【辅助检查】

1. 超声检查

胎盘后血肿是胎盘早剥的典型超声表现，胎盘早剥超声检查可无异常发现，超声检查无异常发现也不能排除胎盘早剥，临床高度怀疑胎盘早剥需动态随访超声检查。

2. 胎心监护

胎盘早剥时可出现胎心基线变异消失、变异减速、晚期减速、正弦波等，如未及时发现，胎心听不清或胎死宫内。

3. 实验室检查

活动性出血时，血常规可出现血红蛋白及血细胞比容进行性下降。母体出血程度和血液学异常程度相关；纤维蛋白原水平和出血严重程度最为相关。

【诊断与鉴别诊断】

胎盘早剥的诊断主要依靠尽早根据临床表现、胎心监护等识别，超声不是可靠依据，超声阴性表现不能排除胎盘早剥。加强监测，尽早识别及处理。主要与能引起下腹痛的前置胎盘早产和先兆子宫破裂鉴别。

1. 前置胎盘早产

前置胎盘多为孕28周后无痛性阴道流血，但合并早产出血时需要超声判断,胎盘早剥胎盘位置正常,而前置胎盘胎盘位置异常,需要通过B超检查鉴别。

2. 先兆子宫破裂

患者多有子宫手术史,子宫发生先兆破裂时,患者出现强直宫缩,腹部压痛明显,胎心率异常,腹部可见子宫病理性缩复环伴血尿。

【临床处理】

1. 凡疑有胎盘早剥者,应住院治疗

(1)严密观察血压、脉搏、呼吸。

(2)注意子宫底高度、子宫收缩、子宫张力及压痛情况,并注意胎心变化。

(3)胎心监护　注意胎心基线率、基线变异及各种减速。

2. B超检查

紧急情况或临床诊断明确时可不必做B超检查。纠正休克:监测孕妇生命体征,开放静脉,积极输血、补液维持治疗,使血细胞比容≥0.30,尿量>30 mL/h。

3. 监测胎儿宫内情况

连续监测胎心情况判断胎儿的宫内情况。

4. 及时终止妊娠

(1)阴道分娩　临产后出现胎盘早剥,宫口已经近开全,生命体征稳定或胎儿状况良好,估计短期内能结束分娩者,尽快实施人工破膜降低宫腔压力后经阴道分娩,慎用缩宫素以防子宫破裂。分娩过程中,密切监测孕妇生命体征、宫缩及出血情况,连续胎心监护,评估胎儿宫内情况,备足血制品;如生命体征不稳定或出现胎儿窘迫还是剖宫产为宜。如胎儿已死亡,孕妇生命体征平稳条件下,无其他产科禁忌证,可经阴道分娩。

(2)剖宫产　孕32周以上,胎儿存活,高度怀疑胎盘早剥者,应尽快行剖宫产术。阴道分娩过程中，如出现胎儿宫内窘迫征象或产程进展缓慢，应尽快行剖宫产术。

5. 防治 DIC

胎盘早剥发生 DIC 与剥离面大量出血及凝血物质进入血管内而发生消耗性凝血有关。需补充足够的红细胞悬液、血浆及凝血因子，并在改善休克状态的同时及时终止妊娠。

6. 肾功能不全

在改善休克后仍少尿者（尿量<17 mL/h）则给予利尿剂如呋塞米、甘露醇等处理。注意维持电解质及酸碱平衡，监测肾功能，必要时行血液透析治疗。

【预防】

加强对产前、产时阴道流血及不明原因下腹痛的原因排查，对高危人群提高警惕性。

【常见护理诊断/问题】

1. 有心脏组织灌注不足的危险与胎盘剥离导致子宫-胎盘循环血量下降有关。

2. 潜在并发症　出血性休克。

3. 母乳喂养中断与早产儿转至 NICU 治疗有关。

【护理目标】

1. 胎儿未出现宫内窘迫或出现后得到及时处理。

2. 孕妇血液循环维持在正常范围。

3. 产妇在母婴分离时能保持正常泌乳。

【护理措施】

1. 纠正休克

迅速开放静脉通道，遵医嘱给予红细胞、血浆、血小板等积极补充血容量，改善血液循环。抢救中给予吸氧、保暖等。

2. 心理护理

向孕妇及家人提供相关信息，包括医疗护理措施的目的、操作过程、预期结果及孕产妇需做的配合，说明积极配合治疗与护理的重要性，对他们的疑虑给予适当解释，帮助他们使用合理的压力应对技巧和方法。

3. 病情观察

密切监测孕妇生命体征、阴道流血、腹痛、贫血程度、凝血功能、肝肾功能、电解质等。监测胎儿宫内情况。及时发现异常，立即报告医师并配合处理。

4. 分娩期护理

密切观察产妇心率、血压、宫缩、阴道流血情况，监测胎心。做好抢救新生儿和急诊剖宫产的准备。胎儿娩出后，遵医嘱立即给予缩宫素，预防产后出血。

5. 产褥期护理

密切观察生命体征、宫缩、恶露、伤口愈合等情况。保持外阴清洁干燥，预防产褥感染。若发生母婴分离，为了保持泌乳功能，护士应指导和协助产妇在产后 6 h 后进行挤奶，及时将母乳送至 NICU，夜间也要坚持，并及时发现有无乳房肿块。

病例介绍

患者，女性，28 岁，因“G_1P_0 孕 39 周，下腹痛伴阴道流血 2 h”入院。入院时间 2014-04-05。

生育史　0-0-0-0。

现病史　患者平素月经规律，末次月经 2014-07-05，预产期

2014-04-12。停经30余天，尿hCG阳性，孕4个月自觉胎动，定期产检。孕35周、孕36周分别出现阴道出血，量少，孕期超声检查胎儿大小符合孕周，胎盘位于后壁，距宫颈内口>7 cm。2 h前出现少量阴道流血伴腰酸下腹痛，改变体位及休息后无法缓解，少于平时月经量，无头晕眼花，无恶心呕吐，遂来院急诊，至急诊时又出现阴道流血约100 mL。

既往史、个人史、家族史　未见异常。

体格检查　T 36.5 ℃，P 89次/min，R 20次/min，BP 115/69 mmHg。心肺听诊未见异常，腹软，肝区无压痛，肾区无叩痛，腹部无压痛、反跳痛，肠鸣音3次/min。

妇科检查　宫高31 cm，腹围102 cm。宫缩间隔10 min，持续10 s，质软，间歇期子宫质地也较硬，胎心左下腹，胎心率125次/min，阴道检查宫口未开，容受60%。超声未做。

辅助检查　入院即行NST见频发晚期减速。立即术前准备紧急剖宫产，术中见切口下方及胎盘后均见血块，胎盘剥离约1/2。胎儿评分1 min 9分，5 min 9分。

专家点评

患者突发无诱因下腹痛伴阴道流血，需考虑前置胎盘、前置血管破裂、胎盘早剥等可能。患者既往查胎盘位置正常，腹痛于休息时无缓解，且宫缩疼痛间歇期子宫张力较高，高度怀疑胎盘早剥可能。在10%～20%的胎盘早剥中，患者只表现为早产临产，没有阴道出血或出血很少，这些病例称为“隐匿性剥离”。早剥的体征和症状偶尔出现在子宫迅速减压后，如羊水过多胎膜突然破裂后或双胞胎中一胎分娩后。早剥的体征和症状也可能出现于母亲腹部创伤或机动车辆撞击后。在这些情况下，胎盘早剥常发生在24 h内，而且常常情况严重。严重早剥可导致 DIC。DIC 出现于10% ~ 20% 伴有死胎的严重早剥病例中。因此,遇到产前出血的孕妇,首先需要评估的是母体及胎儿安全,母亲生命体征尚平稳,需要立即评估胎儿安全,胎儿安全评估最迅速的方法是胎心监护,超声对胎儿的即时情况评估不如胎心监护,且对后壁胎盘早剥的漏诊率极高。此患者胎心监护提示频繁晚期减速,说明胎盘早剥的情况已经严重影响到胎儿的血流动力学,此时不宜保守治疗,不考虑阴道分娩等方式,应立即剖宫产终止妊娠,抢救胎儿。

病例介绍

患者,女性,27 岁,因“G_1P_0 孕 39 周,B 超提示羊水偏少 1 d”入院。

现病史 该孕妇平素月经规则,5/26 d,末次月经:2014-03-23,预产期:2014-12-30。停经 1^+ 个月,尿 hCG(+),早孕反应轻,孕早期无发热、感染及放射线接触史。孕 12^{+3} 周初诊建卡,查甲状腺功能 TSH 12.3 μU/mL,$FT_3$4.91 pmol/L,FT_3 12.83 pmol/L,查体示:甲状腺Ⅱ°肿大,诊断为甲减合并妊娠,予优甲乐 50 μg 每日 1 次口服治疗,后优甲乐剂量逐渐增加至 75 μg,每日 1 次口服,定期随访,甲状腺功能控制在正常范围。初诊心电图示频发房早,予 Holter 24 h 动态心电图示:单个房性过早搏动 2389 次,余未见异常,孕妇无心悸、胸闷等不适主诉。孕 4 个月余自觉胎动,定期产检,孕期 D 筛查、B 超筛查及糖尿病筛查,未见异常。孕 38 周门诊检查心电图示:房性期前收缩,复查 Holter 示:单个房性期前收缩 2746 次,余未见异常。孕中晚期无明显头昏胸闷,无明显皮肤瘙痒。2014-12-29 门诊产检,B 超提示羊水指数 58 mm,拟“G_1P_0 孕 39^{+6} 周,羊水偏少,妊娠合并甲减,合并心律失常”收入院。入院时一般情况好,无明显头痛、头晕、视物模糊、腹痛、腹胀及阴道流血、流液等不适，食欲睡眠正常，大小便如常，自计胎动正常。

既往史　2009 年乳腺纤维瘤手术史，否认传染病史、手术外伤史，系统回顾未见异常。

生育史　0-0-0-0。

体格检查　T 36.5 ℃，P 86 次/min，R 20 次/min，BP 125/72 mmHg。双肺呼吸音清，未闻及干湿啰音。心律齐，各瓣膜听诊区未闻及异常心音。心率 86 次/min。腹部：形状圆隆，软，无压痛、反跳痛，肝肋缘下未触及，肾区无叩痛，鸣音 3 次/min。宫缩 10 min 未及，胎位头位，胎心位置左下腹，胎心次数 145 次/min，胎动存在，腹围 95 cm，宫高 33 cm，胎儿估计 2700 g。骨盆外测量：IS 24 cm；IC 26 cm；EC 20 cm；TO 8.75 cm。

辅助检查　血常规、凝血功能、肝肾功能均正常范围。2015-12-29 B 超示胎儿数：1，胎儿方位：头位，胎心胎动：见；生长径线示双顶径：89 mm，头：308 mm，腹围：299 mm；股骨长度：68 mm，肱骨长度：58 mm；胎盘方位：后壁，胎盘下缘距宫颈内口>2 cm，胎盘厚度：52 mm，胎盘成熟度：Ⅲ；羊水指数：22-7-16-13 mm，AFI：58 mm；彩色多普勒显像：心腔内见彩色血流。脐动脉：PI 0.93，RI 0.60，S/D 2.52。

初步诊断　①G_1P_0 孕 39^{+6} 周，胎方位头位，未临产；②羊水偏少；③合并甲减；④妊娠合并心律失常。

治疗措施

入院后完善相关检查，加强母胎监护，于 2014-12-30 02：35 孕妇自觉有阵阴道流血，量约 200 mL，查子宫张力略高，NST 可疑，阴道窥视：探查宫颈，宫颈光，未见明显宫颈赘生物。见活动性流血，来自宫腔，考虑诊断“①G_1P_0 孕 40 周，胎方位头位，未临产；②羊水偏少；③妊娠合并甲减；④妊娠合并心律失常；⑤产前出血：胎盘早剥？胎盘边缘血窦破裂？”告知相关风险后拟急诊行剖宫产术。

术中探查子宫色泽红润，向右偏转，子宫表面未见明显卒中，术中见羊水 500 mL，血性，胎盘自然剥离，胎盘母体面可见部分凝血块压迹，约 5 cm×4 cm×2 cm 大小，约占胎盘面积的 1/4，术中娩一男活婴，出生体重：2710 g，Apgar 评分：1 min 9 分，5 min 9 分。

术后予抗炎补液、促宫缩治疗，产妇一般情况良好，切口愈合良好，术后第 4 天如期出院。

专家点评

引起妊娠晚期出血的原因很多，胎盘因素占绝大多数，其中除前置胎盘、胎盘早剥两大常见因素外，胎盘边缘血窦破裂同样是引起妊娠晚期出血的不可忽视的原因。

胎盘边缘血窦破裂是晚期妊娠出血的常见原因之一，通常发生在妊娠 30 周以后，多见于轮廓胎盘。由于轮廓胎盘边缘及其附近缺乏蜕膜、绒毛膜和羊膜的覆盖，胎盘边缘血窦壁薄易破坏而常致产前出血。出血大多发生在 30 周以后，与前置胎盘导致的出血一样为无痛性阴道流血，反复发作，血流量较少，病情较轻。出血量不随孕周而增加，是与前置胎盘的主要鉴别点。胎盘边缘血窦破裂缺乏特异性的诊断方法，除表现为持续的或间断的无痛性阴道流血外，在超声影像上常无明显的改变，确诊主要通过排除其他原因所致的阴道流血：①通过超声检查初步排除前置胎盘、轻型胎盘早剥；②检查有无宫缩、颈管是否缩短、口是否扩张，排除先兆流产或先兆早产；③检查宫颈是否存在糜烂、息肉，排除宫颈原因所致的出血；④检查血象、C-反应蛋白、阴道分泌物的微生物培养排除绒毛膜羊膜炎所致的阴道流血；⑤结合胎心监护、超声检查初步排除前置血管破裂出血。凡排除了以上疾病的妊娠晚期出血可高度怀疑为胎盘边缘血窦破裂，但仍需动态严密观察超声及出血情况，以免出血增加发展为轻型胎盘早剥。产后常规检查胎盘可最终确诊，可见有轮廓胎盘的特点，胎儿面边缘部分或完整地围有一黄白色环形皱褶，胎盘边缘血窦有陈旧血块覆盖。

妊娠晚期若孕妇长时间处于仰卧位，妊娠子宫可压迫下腔静脉使回心血量减少，子宫静脉淤血，静脉压升高，致使膜静脉床淤血、破裂，引起胎盘剥离。本例患者夜间入睡时自觉阴道流血，量多，入院当日B超排除前置胎盘诊断，阴道检查排除宫颈原因所致出血，查体子宫张力略高，考虑胎盘早剥/胎盘边缘血窦破裂不能除外，及时行剖宫产术终止妊娠。术中见血性羊水（胎盘后血液可穿破羊膜而进入羊膜腔形成血性羊水），胎盘母体面可见部分凝血块压迹，约5 cm×4 cm×2 cm大小，胎盘早剥诊断成立，未见明显胎盘边缘血窦破裂，排除相关诊断，术后恢复理想。

第三节　妊娠合并子宫肌瘤变性

子宫肌瘤是女性生殖器最常见的良性肿瘤，好发于生育年龄，多无或很少有症状，常在体检时偶然发现。子宫肌瘤为实质性包块，表面光滑，质地较硬，由平滑肌细胞及结缔组织构成。肌瘤变性是指肌瘤失去了原有的典型结构，发生各种退行性变。常见的变性有：玻璃样变；囊性变；红色样变；肉瘤样变。引起孕期下腹痛的多是红色变性，红色变性多见于妊娠期或产褥期，可能与肌瘤内血供不良、肌瘤梗死、血栓形成有关，是一种较为常见的并发症，其发生率为0.3%～2.6%。近年来由于高龄产妇增多，发病率明显升高。红色变性据报道行肌瘤剔除术病理发现有22%～40%。但很多孕期并无临床症状。

【临床表现】

患者孕前有肌瘤病史或有肌瘤而不自知。孕期多无明显症状，常在产检时发现。发生肌瘤红色变性后患者可出现明显下腹痛，持续性，有固定部位，后壁肌瘤常表现为后背痛。患者可以发热，腹膜刺激有恶心、呕吐症状。肌瘤刺激可伴有先兆早产症状。少数有疼痛或压迫症状，如压迫膀胱引起尿频尿急，子宫后壁肌瘤可引起下腹坠胀、便秘等。

【体格检查】

肌瘤如位于前壁，孕中期胎儿进入盆腔在腹壁能扪及肌瘤并有压痛。治疗后压痛明显缓解。

【辅助检查】

B 超可协助子宫肌瘤诊断，特别是后壁肌瘤。肌瘤体积可较变性前明显增大，未变性前见单个或多发的中低回声区，变性典型可见呈囊实性回声。有发热时血常规提示白细胞升高，中性粒细胞偏移。

【诊断与鉴别诊断】

1. 卵巢肿瘤扭转

实质性卵巢肿瘤需与带蒂浆膜下肌瘤鉴别，肌瘤囊性变需与卵巢囊肿扭转鉴别，红色变性时也易混淆，但卵巢囊肿除非扭转极少伴疼痛，超声提示附件来源可鉴别。

2. 子宫腺肌瘤

子宫腺肌病多有痛经史，子宫多呈均匀增大，B 超可协助诊断，有时合并腺肌瘤或两者并存无法区分，腺肌瘤不会发生红色变性，孕期不会疼痛。

3. 宫颈癌

不规则阴道流血为主要表现，颈管内癌块多边界不清，超声血供丰富，可借助子宫颈细胞学刮片检查、HPV、阴道镜等鉴别。

4. 浆膜下子宫肌瘤蒂扭转

少见，较变性少见，带蒂肌瘤发生扭转，症状可能与红色变性相似，存在腹痛、诱发宫缩等症状，超声或磁共振有助于鉴别。必要时需手术治疗。

【临床处理】

子宫肌瘤红色变性目前保守治疗成功率高。应用广谱抗生素治疗后症状多能缓解，局部压痛消失，体温恢复正常。避免在妊娠期间行子宫肌瘤切除术。极少情况下，为了处理急腹症或梗阻，需在产前行有蒂纤维瘤或浆膜下纤维瘤的子宫肌瘤切除术。而红色变性极少需要手术治疗。如腹痛剧烈，可应用乙酰氨基酚止痛。

【常见护理诊断/问题】

1. 知识缺乏　缺乏子宫切除术后保健知识。

2. 应对无效　与选择子宫肌瘤治疗方案的无助感有关。

【护理措施】

1. **提供信息，增强信心**

通过连续性护理活动与患者建立良好的护患关系，讲解有关疾病知识，纠正其错误认识。使患者确信子宫肌瘤属于良性肿瘤，并非恶性肿瘤的先兆，消除其不必要的顾虑，增强康复信心。为患者提供表达内心顾虑、惊恐、感受和期望的机会与环境，帮助患者分析住院期间及出院后可被利用的资源及支持系统，减轻无助感。

2. **积极配合治疗，缓解患者不适**

出血多需住院治疗者，应观察并记录其生命体征，评估出血量。按医嘱给予止血药和子宫收缩剂；必要时输血，纠正贫血状态。

巨大肌瘤患者出现局部压迫致尿、便不畅时应予导尿，或用缓泻剂软化粪便，或番泻叶 2 ~4 g 冲饮，以缓解尿潴留、便秘症状。若肌瘤脱出阴道内，应保持局部清洁，防止感染。

需接受手术治疗者，按腹部及阴道手术患者的护理常规进行护理。肌瘤切除术的患者术后常需要滴注缩宫素帮助子宫收缩。需保证正确滴速,并告知患者及其家属腹痛的原因是缩宫素所致,消除疑虑和紧张情绪。

3. 提供随访及出院指导

护士要努力使接受保守治疗的患者明确随访的时间、目的及联系方式,主动配合按时接受随访指导。

向接受药物治疗的患者讲明药物名称、用药目的、剂量、方法、可能出现的不良反应及应对措施。例如,选用雄激素治疗者,丙酸睾酮注射液25 mg肌注,每5 d 1次,每月总量不宜超过300 mg,以免男性化。促性腺激素释放激素类似物,一般应用长效制剂,每月皮下注射1次,常用药物有亮丙瑞林每次3.75 mg或戈舍瑞林每次3.6 mg,用药6个月以上可产生绝经综合征、骨质疏松等副作用,故长期用药受到限制。

应该使受术者了解术后1个月返院检查的内容、具体时间、地点及联系人等,患者的性生活、日常活动恢复均需通过术后复查、评估后确定。出现不适或异常症状需及时就诊。

4. 子宫肌瘤合并妊娠者的护理

子宫肌瘤合并妊娠约占肌瘤患者的0.5%~1%,占妊娠0.3%~0.5%,肌瘤小且无症状者常被忽略,因此实际发生率高于报道。黏膜下肌瘤可影响受精卵着床导致早期流产;较大的肌壁间肌瘤因宫腔变形或内膜供血不足等可引起流产;肌瘤也可影响胎先露正常下降,导致胎位异常、产道梗阻等情况。子宫肌瘤合并妊娠者应该及时就诊,主动接受并配合医疗指导。子宫肌瘤合并中晚期妊娠者需要定期接受孕期检查,多能自然分娩,不需急于干预;但要警惕妊娠期及产褥期肌瘤容易发生红色变性的临床表现,同时应积极预防产后出血;若肌瘤阻碍胎先露下降或致产程异常发生难产时,应按医嘱做好剖宫产术前准备及术后护理。

病例介绍

患者,女性,28 岁,因“停经 20 周,左下腹痛 4 h”入院。入院时间 2013-05-01。

生育史　0-0-0-0。

现病史　患者月经规律,末次月经 2012-12-05,预产期 2013-09-12。末次月经 35 d 尿 hCG 阳性,孕 12^{+5} 周建卡时胎儿符合孕周大小,腹部超声提示子宫左前壁向外突中低回声区 35 mm×33 mm×29 mm。孕 4 个月自觉胎动。入院前 4 h 孕妇出现左下腹持续性疼痛,右侧卧位稍有缓解,无放射痛,遂至急诊住院。

既往史　未见异常。

体格检查　T 37.7 ℃,P 102 次/min,R 20 次/min,BP 120/80 mmHg。发育正常,营养良好,全身皮肤巩膜无黄染,心肺听诊未见异常,腹软,左下腹扪及突起包块,约 5 cm 大小,压痛,无反跳痛,肝区无压痛,肾区无叩痛,Murphy 征(-)。宫高脐耻之间,腹围 85 cm,胎位头位,胎心率 145 次/min,骨盆外测量正常。

辅助检查　血常规:白细胞 $15×10^9$/L,尿常规、肝功能、肾功能、凝血功能均正常。B 超提示子宫左前壁向外突中低回声区 55 mm×40 mm×34 mm,内部回声不均,可见片状无回声,右后壁肌层低回声区 19 mm×18 mm×14 mm。

治疗措施　抗生素治疗后疼痛渐缓解,治疗 10 d 停药出院。

专家点评

患者突发无诱因下腹痛伴阴道流血,需考虑前置胎盘、前置血管破裂、胎盘早剥等可能。患者既往查胎盘位置正常,腹痛于休息时无缓解，且宫缩疼痛间歇期子宫张力较高，高度怀疑胎盘早剥可能。在10%～20%的胎盘早剥中，患者只表现为早产临产，没有阴道出血或出血很少。这些病例称为“隐匿性剥离”。早剥的体征和症状偶尔出现在子宫迅速减压后，如羊水过多胎膜突然破裂后或双胞胎中一胎分娩后。早剥的体征和症状也可能出现于母亲腹部创伤或机动车辆撞击后。在这些情况下，胎盘早剥常发生在24 h内，而且常常情况严重。严重早剥可导致DIC。

专家点评

患者既往无子宫肌瘤病史，孕12^{+5}周产检发现子宫左前壁突发中低回声。现左下腹痛持续性，且与肌瘤位置相符，肌瘤部位有压痛，B超提示肌瘤较前增大，白细胞增高，体温高于正常。因此符合子宫肌瘤变性诊断。子宫肌瘤变性通常由纤维样变性引起，极少数情况下由肌瘤扭转引起。纤维瘤的快速生长可导致血流灌注相对减少，从而造成缺血、坏死（红色样变）及前列腺素的释放。需要鉴别的是子宫肌瘤蒂扭转，有蒂的纤维瘤具有发生扭转和坏死的风险，但这比变性少见得多。患者腹部肌瘤压痛，但并不活动，且超声也不符合带蒂肌瘤表现。目前对于肌瘤变性的处理以保守治疗为宜。本患者经抗生素治疗后好转出院，需告知有复发可能。如肌瘤未梗阻产道，分娩方式并不推荐行剖宫产。如有产科指征需剖宫产，是否同时行子宫肌瘤切除术需结合子宫收缩情况，肌瘤部位、大小、数目等综合考虑，避免手术创面过大导致严重出血的风险。

第四节　妊娠合并卵巢囊肿蒂扭转

卵巢囊肿蒂扭转是妇科急诊手术的第五大常见原因，发病率约为2.7%。扭转后轻者短时间内可自行缓解，重者可出现破裂、出血、休克甚至死亡。卵巢囊肿蒂扭转多见于体积中等大小、带蒂、活动度良好的肿瘤，扭转发生时间与月经周期无关。随着辅助生殖技术的开展，卵巢囊肿蒂扭转还常见于卵巢过度刺激综合征人群。妊娠合并良性肿瘤以成熟囊性畸胎瘤及浆液性囊腺瘤居多，占妊娠合并卵巢肿瘤的90%，恶性者以无性细胞瘤及浆液性囊腺癌为多。

【临床表现】

最主要的临床表现是急性发作中重度盆腔痛。有腹膜炎体征，扭转的附件可产生腹膜炎，引起腹肌紧张伴扭转侧压痛。若扭转破裂后可出现活动性出血，可发生低血压、心动过速等休克表现。急性扭转后静脉回流受阻，瘤体血管破裂，腹膜刺激后患者可伴随出现恶心、呕吐。若并发感染时可出现发热和白细胞升高。

【体格检查】

妇科检查　非妊娠期检查下腹部有中等大小、活动的附件肿块，压痛明显。妊娠期由于胎儿遮挡，难以发现包块。局部附件区有压痛，易误诊。

【辅助检查】

1. 血或尿妊娠试验，孕早期首先需监测血或尿 hCG 以除外异位妊娠。

2. 超声检查、MRI、CT 可能有助于描述盆腔肿块的性质，测量肿块大小，描述肿块与周围邻近器官的关系。

3. 肿瘤血清学标志物检测可以评测良、恶性。

【诊断与鉴别诊断】

卵巢扭转的确诊是通过术中直接看到卵巢扭转。术前诊断主要根据临床诊断(结合症状、体征和超声检查结果)做出的。存在急性盆腔痛和附件肿块且具有与扭转一致的超声学所见,并且排除了异位妊娠、输卵管卵巢脓肿和阑尾炎之后,可以作出卵巢扭转的推定诊断。其他发现,如恶心、发热和检查时盆腔压痛也可进一步支持诊断。

【鉴别诊断】

1. 异位妊娠

宫内妊娠的超声证据可降低异位妊娠的可能性,异位妊娠和卵巢扭转患者都可能有盆腔痛、附件肿块和恶心。然而,卵巢扭转中,疼痛发作后通常很快出现恶心。另外,异位妊娠通常会与阴道出血相关,而扭转通常不会。

2. 卵巢囊肿破裂

破裂往往伴随腹腔积血或盆腔内游离液体的超声证据,扭转也可能可见游离液体。此外,囊肿破裂的典型病史是有腹部撞击或性交史。

3. 卵巢输卵管脓肿

多有长期低热和下腹痛病史,起病时发热,腹痛,白细胞升高,感染症状明显。超声提示囊块多腔性。与卵巢囊肿扭转不同。

4. 妊娠合并阑尾炎

阑尾炎也可伴有盆腔痛、发热、恶心等表现,阑尾炎腰大肌实验阳性,通过患者的症状、对疼痛进行定位的体格检查和有无特征性影像学检查结果来鉴别。

5. 肾盂输尿管结石

突发下腹痛,可伴尿频、尿急、血尿,疼痛为绞痛,有时不伴尿路刺激症状不易鉴别,需要超声辅助诊断,阿托品治疗症状可缓解。而卵巢囊肿蒂扭转不会。尿常规常见血尿。

【临床处理】

妊娠期卵巢蒂扭转的治疗与非妊娠期相同。首先明确扭转囊肿性质。治疗卵巢扭转的主要方法是迅速进行手术评估以保留卵巢功能和防止其他不良影响(例如出血、腹膜炎和粘连形成)。

1. **期待疗法**

仅适用于病情稳定的怀疑是生理性囊肿的情况。生理性囊肿如黄素化囊肿、卵泡囊肿多发生于排卵期或黄体期,有时不全扭转可自然复位,患者急腹症状遂至逐渐缓解,可予期待治疗,密切随访病情变化,随访血红蛋白有无进行性下降,超声检查盆腹腔积液是否增多。

2. **手术治疗**

如卵巢畸胎瘤、子宫内膜异位样囊肿等良性卵巢囊肿发生扭转时,常引起患者剧烈腹痛及腹膜炎,囊肿扭转明确诊断后需尽快行急诊手术,术中如扭转时间短、无血栓形成征象,可在解除扭转后保留附件。如怀疑有血栓形成时,在复位扭转附件前,先钳夹扭转组织根部,以防血栓脱落。

3. **恶性卵巢囊肿扭转**

如怀疑为恶性肿瘤扭转破裂,先送病理检查,然后根据孕周及术前准备情况决定是否同时行卵巢减灭术和剖宫产术,必要时二次手术。

【常见护理诊断/问题】

1. 营养失调 低于机体需要量与癌症、化疗药物的治疗反应等有关。

2. 体征紊乱 与切除子宫、卵巢有关。

3. 焦虑 与发现盆腔包块有关。

【护理目标】

1. 患者将用语言表达对丧失子宫及附件的看法，并积极接受治疗过程。

2. 患者将能说出影响营养摄取的原因，并列举应对措施。

3. 患者将能描述自己的焦虑，并列举缓解焦虑程度的方法。

【护理措施】

1. 提供支持，协助患者应对压力

（1）为患者提供表达情感的机会和环境。经常巡视病房，用一定时间（至少 10 min）陪伴患者，详细了解患者的疑虑和需求。

（2）评估患者焦虑的程度以及应对压力的技巧；耐心向患者讲解病情，解答患者的提问。安排访问已康复的病友，分享感受，增强治愈信心。

（3）鼓励患者尽可能参与护理活动，接受患者无破坏性的应对压力方式，以维持其独立性和生活自控能力。

（4）鼓励家属参与照顾患者，为他们提供单独相处的时间及场所，增进家庭成员间互动作用。

2. 协助患者接受各种检查和治疗

（1）向患者及家属介绍将经历的手术经过、可能施行的各种检查，取得主动配合。

（2）协助医师完成各种诊断性检查，如为放腹水者备好腹腔穿刺用物，协助医师完成操作过程。在放腹水过程中，严密观察、记录患者的生命体征变化、腹水性质及出现的不良反应；1 次放腹水 3000 mL 左右，不宜过多，以免腹压骤降、发生虚脱，放腹水速度宜缓慢，后用腹带包扎腹部。发现不良反应及时报告医师。

（3）使患者理解手术是卵巢肿瘤最主要的治疗方法，解除患者对手术的种种顾虑。按腹部手术患者的护理内容认真做好术前准备和术后护理,包括与病理科联系快速切片组织学检查事项,以助术中识别肿瘤的性质,确定手术范围;术前准备还应包括应付必要时扩大手术范围的需要。同时需要为巨大肿瘤患者准备沙袋加压腹部,以防腹压骤然下降出现休克。

(4)需化疗、放疗者,为其提供相应的护理措施。

3. 做好随访工作

(1)卵巢非赘生性肿瘤直径<5 cm 者,应定期(3 ~6 个月)接受复查并详细记录。

(2)手术后患者根据病理报告结果配合治疗:良性者术后 1 个月常规复查;恶性肿瘤患者常需辅以化疗,按照组织类型制订不同化疗方案,疗程多少因个案情况而异。早期患者常采用静脉化疗 3 ~6 个疗程,疗程间隔 4 周。晚期患者可采用静脉腹腔联合化疗或静脉化疗 6 ~8 个疗程,疗程间隔 3 周。老年患者可用卡铂或紫杉醇单药化疗。护士应配合家属督促、协助患者克服实际困难,努力完成治疗计划以提高疗效。

(3)卵巢癌易于复发,患者需长期接受随访和监测。随访时间:术后 1 年内,每月 1 次;术后第 2 年,每 3 个月 1 次;术后 3 ~5 年视病情每 4 ~6 个月 1 次;5 年以上者,每年 1 次。随访内容包括临床症状与体征、全身及盆腔检查、B 型超声检查等,必要时作 CT 或 MRI 检查;根据病情需要测定血清 CA125、AFP、hCG 等肿瘤标志物。

4. 加强预防保健意识

(1)大力宣传卵巢癌的高危因素,提倡高蛋白、富含维生素 A 的饮食,避免高胆固醇饮食,高危妇女宜预防性口服避孕药。

(2)积极开展普查、普治工作,30 岁以上妇女每年应进行 1 次妇科检查,高危人群不论年龄大小最好每半年接受 1 次检查,必要时进行 B 型超声检查和检测血清 CA125 等肿瘤标志物。

(3)卵巢实性肿瘤或囊性肿瘤直径>5 cm 者应及时手术切除。盆腔肿块诊断不清或治疗无效者宜及早行腹腔镜检或剖腹探查。

(4)凡乳腺癌、子宫内膜癌、胃肠癌等患者,术后随访中应定期接受妇科检查,以确定有无卵巢转移癌。

5. 妊娠合并卵巢肿瘤患者的护理

妊娠合并卵巢肿瘤的患者比较常见,其危害性较非孕期大,恶性肿瘤者很少妊娠。

(1)合并良性肿瘤者　早孕者可等待孕12周后手术,以免引起流产;妊娠晚期发现肿瘤者可等待至妊娠足月行剖宫产术,同时切除卵巢。需为患者提供相应的手术护理。

(2)合并恶性肿瘤者　诊断或考虑为恶性肿瘤者,应及早手术并终止妊娠,其处理和护理原则同非孕期。

【结果评价】

1. 患者在住院期间,能与同室病友交流并积极配合各种诊治过程。

2. 患者在治疗期间,能努力克服化疗药的治疗反应,摄入足够热量,维持化疗前体重。

3. 患者能描述造成压力、引起焦虑的原因,并表示用积极方式面对现实健康问题。

病例介绍

患者,女性,30岁,因"停 16^{+6} 周,左下腹痛2 h"入院。入院时间2016-05-28。

生育史　1-0-2-1,足月顺产史。

现病史　患者月经规律,7/30 d,经量正常,无痛经。末次月经:2016-01-30。量同既往经量,停经40 d验尿hCG阳性,预产期2016-11-07,2 h前下蹲起身后突发右下腹剧痛,伴呕吐1次,无阴道流血,无血尿，改变体位后无缓解，遂至急诊。既往体检发现右卵巢囊肿约4 cm大小。

体格检查 T 37.5 ℃，P 102次/min，R 20次/min，BP 105/54 mmHg。发育正常，营养良好，全身皮肤巩膜无黄染，心肺听诊未见异常，全腹肌紧张，右下腹压痛明显，无反跳痛，肝区无压痛，肾区无叩痛，Murphy征(-)。子宫软，无宫缩。

辅助检查 血常规：白细胞 14.74×10^9/L，N 87%。B超提示胎儿发育符合孕周，胎心胎动见，右侧盆腔低回声区54 mm×23 mm×51 mm，卵巢来源可能大，张力欠佳，盆腔少量积液。

治疗措施 抗生素治疗并积极术前准备，患者疼痛无缓解迹象，予行剖腹探查见右卵巢扭转360°，局部组织坏死，予行右侧附件切除术。术后予保胎，抑制宫缩治疗。

专家点评

患者下蹲起身后突发右下腹痛，伴呕吐，疼痛特点为持续性，不伴阴道流血，改变体位无缓解，体检全腹肌紧张，右下腹压痛明显，无反跳痛。需要与引起下腹痛的疾病相鉴别。患者下腹痛非阵发性，无阴道流血，查体子宫软，不支持先兆早产诊断；而阑尾炎多伴有发热，可进行腰大肌试验鉴别；此外肾盂输尿管结石也常突发下腹痛，伴恶心呕吐，肾区有叩击痛，尿常规有血细胞，超声可帮助鉴别。本患者既往有右卵巢囊肿病史，超声提示卵巢来源盆腔包块、盆腔积液。盆腔超声检查推荐作为疑似卵巢扭转患者的一线影像学检查。对于孕期卵巢囊肿蒂扭转，妊娠患者扭转的治疗与非妊娠患者相似，但从技术上而言可能更加困难。孕早中期可行腹腔镜手术评估以保留卵巢功能和防止其他不良影响。孕晚期如疼痛无法缓解，因腹腔镜难度大需要进行剖腹探查术。至于行扭转复位还是切除术要根据术中卵巢坏死情况决定。对于大多数绝经前的卵巢扭转患者,推荐行扭转矫正术和保留卵巢而非输卵管卵巢切除术。但要严密观察术后出现的腹膜炎、卵巢坏死等可能。此患者扭转严重,且已局部坏死,有指征进行右侧附件切除术。

第五节 妊娠期急性脂肪肝

妊娠期急性脂肪肝是妊娠期特有疾病,发生在妊娠晚期,多见于妊娠35周左右的初产妇、多胎妊娠者,该病起病急骤,病情变化迅速,预后不良,死产、死胎、早产及产后出血多见,孕产妇病死率高,是妊娠晚期特有少见致命性疾病。

妊娠期急性脂肪肝(acute fatty liver of pregnancy,AFLP)病因不明,属于脂肪变性类疾病,主要病理改变是肝细胞内大量的脂肪微滴浸润,肝脏总体结构不发生改变,肝细胞肿胀,胞质内充满脂肪滴,脂肪滴微小,并且在胞质中围绕在胞核周围,HE染色组织切片上见许多独特的空泡。

【临床表现】

临床表现不典型,起病初期仅有持续性的恶心呕吐、食欲缺乏、乏力、上腹部疼痛或头痛,有的有烦渴,数天或1周后出现黄疸,且进行性加重,常无瘙痒,有1/2以上患者可合并高血压、蛋白尿、水肿等妊娠期高血压疾病表现,少数患者无首发症状。疾病进一步发展,出现肝功能衰竭、凝血功能障碍、肾衰竭等,表现为全身出血,包括皮肤瘀点、瘀斑、消化道出血等,出现低血糖、高血氨、低蛋白血症、意识障碍、精神症状及肝性脑病、少尿、无尿,常在短期内死亡。

【诊断】

AFLP易发生妊娠晚期,初产妇、妊娠期高血压疾病、多胎是AFLP

的高危因素，1/2 以上的 AFLP 伴有妊娠期高血压疾病的诊断，主要根据临床表现、实验室和影像学检查结果作出 AFLP 的临床诊断。

1. 实验室检查

（1）血常规　外周血白细胞计数升高，可达（15～30）$\times10^9$/L，血小板降低至低于 100$\times10^9$/L。

（2）尿液检查　尿蛋白（+），尿胆红素（-），当出现明显黄疸，但尿胆红素阴性，是 AFLP 重要诊断依据之一。

（3）肝功能检查　血清转氨酶升高，但很少超过 300 U/mL，碱性磷酸酶明显升高，血清总胆红素中度或重度升高，以结合胆红素为主，一般不超过 200 μmol/L，血清白蛋白偏低，β 脂蛋白升高，但有时出现血清转氨酶的升高和黄疸不同步，称为胆酶分离，是急性肝功能衰竭的特殊表现。

（4）低血糖和高血氨　持续性重度低血糖是 AFLP 特征之一，血糖浓度常为正常的 1/2、1/3，血氨在早期可升高，在肝性脑病时可升高达正常的 10 倍以上。

（5）肾功能检查　尿酸、尿素氮、肌酐升高，尤其尿酸升高与肾功能改变不成比例，有时高尿酸血症可在 AFLP 临床发作前就存在。当肝功能和肾功能同时异常时，称"肝肾综合征"，是病情严重的表现。

（6）凝血功能检查　凝血酶原时间延长，部分凝血活酶时间延长，纤维蛋白原减少。

2. 影像学检查

超声检查可见肝脏大小无明显改变或稍缩小，回声强弱不均，呈雪花状，有典型脂肪肝表现。CT 及 MRI 检查可显示肝内多余的脂肪，肝实质呈均匀一致的密度减低，CT 检查提示大片的肝脏密度降低，可以用脾脏作为参照，当肝脏脂肪变性时，肝密度低于脾脏，当肝细胞仅有脂肪小滴浸润，无肝细胞变性时，密度高于脾脏。

3. 组织学检查

肝脏组织活检是唯一确诊的方法，肝脏穿刺早期特征以油红脂肪染色证明肝细胞内空泡为脂滴，重症者肝脏穿刺组织学表现为肝细胞广泛坏死，小叶结构破坏。胎盘的组织学无明显特征性异常。

【鉴别诊断】

1. 急性重症病毒性肝炎

肝脏衰竭是急性重症病毒性肝炎的主要表现，临床上与 AFLP 极为相似，重症病毒性肝炎的血清免疫学检查往往阳性，包括肝炎病毒的抗原和抗体检查，转氨酶极度升高，往往>1000 U/mL；尿三胆阳性。血尿酸升高不明显，白细胞计数正常，肾功能异常出现较晚。外周血涂片无幼红细胞及点彩细胞。肝组织学检查见肝细胞广泛、大片状坏死，肝小叶结构破坏。

2. 妊娠期肝内胆汁淤积症

妊娠期肝内胆汁淤积症（ICP）表现为瘙痒、转氨酶升高、胆汁酸升高、黄疸，而 AFLP 一般无瘙痒和胆汁酸升高，ICP 组织学表现为肝小叶中央毛细胆管中胆汁淤积，胎盘组织亦有胆汁沉积，而 AFLP 肝细胞主要是脂肪小滴浸润，胎盘无明显改变。

3. 妊娠期高血压疾病

AFLP 的肾曲小管上皮细胞有游离脂肪酸沉积，肾小管重吸收障碍导致水钠潴留，出现恶心、呕吐、高血压、蛋白尿、水肿等类似于妊娠期高血压疾病的表现。重度子痫前期也会出现肝功能、肾功能和凝血功能的障碍，并发 HELLP 综合征时，临床表现和实验室检查与 AFLP 十分相似。但妊娠期高血压疾病和 HELLP 综合征极少出现低血糖和高血氨，这是 AFLP 病情严重的标志，预示肝脏衰竭和预后不良。有时两者的临床表现十分类似，且两者可能同时存在，临床鉴别十分困难。

【临床处理】

治疗原则是确诊后及时终止妊娠和给予最大限度的支持治疗。

1. 产科处理

终止妊娠的方式根据实际情况决定，阴道试产：宫颈条件成熟、胎儿大小中等、已临产，估计短期内可终止妊娠者。试产过程中应注意：加强胎儿监护，若有胎儿窘迫表现，应及时终止妊娠；注意产程进展，缩短第二产程；监测孕妇状态，定期监测孕妇血糖、凝血功能；防止产后出血，分娩前尽量纠正凝血功能障碍。估计阴道分娩困难，应及时剖宫产。剖宫产需注意：术前检查孕妇凝血功能，有异常及时纠正；术中大出血，经宫缩剂等保守治疗无效，及时行全子宫切除术；产后抗感染治疗；术后止痛、镇静治疗。

2. 纠正凝血功能

①输注血制品及凝血物质：新鲜冰冻血浆、血小板、凝血酶原复合物、纤维蛋白原、低温冷沉淀；②维生素 K 40 mg im qd；③防止胃肠道出血：胃肠道凝血酶冻干粉、去甲肾上腺素。

3. 对症支持

①补充能量、纠正低血糖：暂禁食，防止血氨升高，静脉补液和静脉营养为主，改饮食后以低脂、低蛋白质、高碳水化合物为主；②纠正低蛋白血症：补充白蛋白（20～40 g/d）；可以血浆和白蛋白交替使用。

4. 保肝治疗

首选多烯磷脂酰胆碱，葡萄糖、维生素及能量合剂，其他选择复方甘草酸苷、还原型谷胱甘肽等；降胆汁酸，选择丁二磺酸腺苷蛋氨酸和熊去氧胆酸；退黄用茵栀黄、苦黄等。

5. 预防肝性脑病

口服乳果糖保持大便通畅；适当口服抗生素：抑制肠内细菌、减低胃肠道内氨等有毒物质吸收；降低血氨浓度。

6. 预防感染

选择广谱、对肝功能影响小的抗生素如三代头孢,氟康唑预防深部真菌感染;可加用丙种球蛋白,提高机体抵抗力。

7. 其他治疗

①糖皮质激素短期使用可保护肾小管上皮:氢化可的松200~400 mg静脉滴注每日1次,或者甲泼尼龙40~80 mg静脉滴注每日1次;②人工肝系统血浆置换:清除有害物质,为肝细胞再生创造内环境;③肝移植:一切治疗无效,可考虑肝移植。

【常见护理诊断/问题】

1. 知识缺乏　缺乏有关病毒性肝炎感染途径、传播方式、母儿危害及预防保健等知识。

2. 有复杂性悲伤的危险　与肝炎病毒感染造成的母儿损害有关。

3. 潜在并发症　肝性脑病、产后出血。

【护理目标】

1. 孕产妇及家人能描述病毒性肝炎的病程、感染途径及自我保健应对措施等。

2. 建立良好的家庭支持系统,减轻孕妇负面情绪,促进母亲角色的获得。

3. 母儿在妊娠期、分娩期及产褥期维持良好的健康状态,无并发症发生。

【护理措施】

1. 加强卫生宣教,普及防病知识

重视高危人群,婴幼儿疫苗接种,开展以切断传播途径为重点的综合性预防措施。重视围婚期保健,提倡生殖健康,夫妇一方患有肝炎者应使用避孕套以免交叉感染。已患肝炎的育龄妇女应做好避孕。患急性肝炎者应于痊愈后半年,最好2年后在医师指导下妊娠。

2. 妊娠期

（1）妊娠合并轻型肝炎者

妊娠合并轻型肝炎者护理内容与非孕期肝炎患者相同，更需注意以下内容。

1）保证休息，避免体力劳动：加强营养，增加优质蛋白、高维生素、富含碳水化合物、低脂肪食物的摄入，保持大便通畅。详细讲解疾病的相关知识，取得家属的理解和配合。减缓孕妇的自卑心理，提高自我照顾能力，评估孕妇在妊娠期母亲角色获得情况，并及时给予帮助。

2）定期产前检查，防止交叉感染：医疗机构需开设隔离诊室，所有用物使用2000 mg/L 含氯制剂浸泡，严格执行传染病防治法中的有关规定。定期进行肝功能、肝炎病毒血清病原学标志物的检查。积极治疗各种妊娠并发症，加强基础护理，预防各种感染以免加重肝损害。

3）为进一步减少 HBV 母婴传播：妊娠中后期 HBV DNA 载量 $>2\times10^6$ IU/mL，在充分沟通、权衡利弊的情况下，可于妊娠第 28 周开始给予替诺福韦、替比夫定或拉米夫定，建议于产后 1 ~ 3 个月停药，停药后可以母乳喂养。

（2）妊娠合并重症肝炎者

1）保护肝脏，积极防治肝性脑病：遵医嘱给予各种保肝药物。严格限制蛋白质的摄入量，每日应 <0.5 g/kg，增加碳水化合物，保持大便通畅。遵医嘱口服新霉素或甲硝唑抑制大肠埃希菌，以减少游离氨及其他毒素的产生及吸收，并严禁肥皂水灌肠。严密观察患者有无性格改变，行为异常、扑翼样震颤等肝性脑病前驱症状。

2）预防 DIC 及肝肾综合征：严密监测生命体征，准确严格限制入液量，记录出入量。应用肝素治疗时，应注意观察有无出血倾向。为防产后出血，产前 4 h 及产后 12 h 内不宜使用肝素治疗。

病例介绍

患者，女性，34 岁，因“G_1P_0 孕 36^{+1} 周，上腹痛伴恶心、呕吐 2 d”就诊。

生育史 0-0-0-0。

现病史 平素月经规律，末次月经：2013-05-23，停经 35 d 时测妊娠试验阳性，早孕反应轻，孕 5 个月感胎动至今。孕期未行唐氏筛查和 B 超筛查，糖耐量正常。孕期无头痛、视物模糊和皮肤瘙痒。2 d 前无明显诱因出现上腹部隐痛，伴恶心、呕吐物为胃内容物，无发热，今日来院就诊，拟“G_1P_0 孕 36^{+1} 周未临产，腹痛待查”收入院。起病以来饮食、睡眠欠佳，大、小便正常，无阴道流血、无阴道排液。

既往史 既往未见异常。

体格检查 T 37.1 ℃，R 20 次/min，P 90 次/min，BP 128/72 mmHg。全身皮肤、巩膜轻度黄染，双眼睑无水肿，全身浅表淋巴结无肿大，心肺(-)，腹膨隆，全腹软，中上腹部轻压痛，反跳痛不明显。宫高 35 cm，腹围 102 cm，胎心 145 次/min，10 min 未及宫缩，腹壁静脉无曲张，无双下肢水肿。

辅助检查 血常规：白细胞 18×10^9/L，中性粒细胞 88%，血红蛋白 100 g/L，血小板 85×10^9/L；肝肾功能：肌酐 230 μmol/L，尿素氮 12.6 mmol/L，血尿酸 560 μmol/L，天冬氨酸氨基转移酶 390 U/L，丙氨酸氨基转移酶 286 U/L，总胆红素 175.5 μmol/L，结合胆红素 91.4 μmol/L，钾离子(K^+) 3.7 mmol/L，总蛋白 57.1 g/L，白蛋白 28.0 g/L，淀粉酶 44 U/L。血糖 2.5 mmol/L。凝血功能：凝血酶原时间 16 s，部分凝血活酶时间 45 s，纤维蛋白原 0.9 g/L。肝炎标志物全套(-)；尿常规示，尿胆原弱阳性，胆红素(+)，隐血(-)，尿蛋白(+)，WBC 8～10 个/高倍镜，红细胞 0～2 个/高倍镜。B 超：头位，宫内单胎。肝胆胰脾彩超:肝实质回声增强不均质改变,脂肪肝可能,胆总管未见明显扩张。

初步诊断　①G_1P_0 孕 36^{+1} 周,未临产,头位;②妊娠期急性脂肪肝。

治疗措施

1. 卧床休息,低脂饮食,随访血常规、凝血功能、肝肾功能、电解质、血糖,记 24 h 出入量。

2. 纠正凝血功能、补液、抗炎、护肝、退黄等对症支持治疗。

3. 连续胎心监护。

4. 完善术前准备后急诊行剖宫产终止妊娠。

5. 产后继续保肝对症支持治疗、纠正凝血功能异常,抗生素预防感染。

6. 产后 2 个月,产妇肝功能逐渐恢复正常,予出院。

专家点评

妊娠期急性脂肪肝是具有致死性的严重的妊娠期并发症,但如能早期发现、早期诊断、及时合理的产科处理,可以改善母胎结局,降低孕产妇死亡率。如未能及时识别、缺乏有效的救治和及时终止妊娠,就可能错失最佳抢救时机。

AFLP 的临床表现没有特异性,大多数有恶心呕吐,也可能是乏力、食欲缺乏和黄疸,部分表现为子痫前期的类似症状,主要的诊断依据是不明原因的肝功能异常和凝血功能异常。本例患者表现为孕晚期恶心呕吐,需要与急性胃炎、急性病毒性肝炎、子痫前期和肠梗阻鉴别诊断。

目前对急性妊娠期脂肪肝尚无特效疗法,临床确诊后应及早终止妊娠,加强支持和对症治疗,包括补充新鲜冰冻血浆、保肝治疗、加强营养支持，如有感染，选用敏感的抗菌药物，同时维持水、电解质和酸碱平衡，动态监测肝肾功能，一旦伴有肝肾功能综合征或肝功能衰竭应及时持续性血液滤过和(或)人工肝支持治疗。经综合治理(包括护肝治疗、纠正凝血功能障碍等)，待患者各项指标和生命体征趋平稳时及时终止妊娠。如经积极治疗，病情无好转或发生胎儿窘迫，而胎儿有子宫外存活可能性时，需积极终止妊娠。

本例患者抢救成功的重要因素主要是及时终止妊娠和纠正凝血功能、保肝治疗。不同患者终止妊娠的方式也有所不同，对于晚期妊娠合并严重肝功能异常和凝血功能障碍，倾向于选择剖宫产，而阴道试产仅适用于已临产、宫颈条件较好、估计短期内可阴道分娩者。

第六节　妊娠合并急性病毒性肝炎

病毒性肝炎是由肝炎病毒引起、以肝细胞坏死为主要病变的传染性疾病。病毒性肝炎是妊娠妇女肝病和黄疸的最常见原因，妊娠合并病毒性肝炎发病率为0.8% ~17.8%。根据病毒类型可分为甲型、乙型、丙型、丁型、戊型、庚型和输血传播型肝炎7个类型。

妊娠的任何时期都有被肝炎病毒感染的可能，其中乙型肝炎病毒感染最常见。甲型肝炎病毒及戊型肝炎病毒主要通过消化道传播，甲型肝炎病毒感染后可获得持久免疫力，母婴传播罕见，临床症状较轻，肝功能衰竭发生率低，戊型肝炎病毒极少发展为慢性肝炎，但妊娠期感染戊型肝炎病毒合并乙型肝炎病毒，易发生重型肝炎。乙型病毒性肝炎主要经血液传播，但母婴传播是其重要途径，乙型病毒性肝炎在妊娠期更容易进展为重型肝炎。丙型肝炎病毒主要通过输血、血制品、母婴传播等途径传播，重型肝炎少见。丁型肝炎病毒需伴随乙型肝炎病毒存在。

妊娠合并病毒性肝炎病情复杂化，重症肝炎是我国孕产妇死亡的主要原因之一；同时对胎儿也产生一定的影响，围产儿患病率、死亡率增高；流产、早产、死产和胎儿畸形发病率增高；而且胎儿可通过垂直传播而感染肝炎病毒，尤以乙肝病毒的母婴垂直传播率为高，围产期感染的婴儿容易成为慢性携带状态，以后更容易发展为肝硬化及原发性肝癌。

【临床表现】

可表现为身体不适、乏力、食欲减退、畏寒、发热、肌肉酸痛等流感样症状，恶心呕吐、腹部不适、右上腹疼痛、腹胀、腹泻等消化道症状，也可表现为黄疸、肝区叩痛和肝脾大等。

【诊断】

结合病史、临床表现和实验室检查进行诊断。妊娠期病毒性肝炎诊断较非孕期困难，许多患者无病毒性肝炎密切接触史、症状无特异性、无明显体征，仅在产前检查时发现实验室检查结果异常而诊断。

病史包括：有与病毒性肝炎患者密切接触史、6 个月内接受输血史、注射血制品史等。

实验室检查：血清病原学检测、肝功能检查、影像学检查等。肝功能检查主要包括 ALT、AST 等，其中 ALT 是反映肝细胞损伤程度最常用的敏感指标，1% 肝细胞坏死时，ALT 水平可升高 1 倍，总胆红素升高在预后评估上较 ALT、AST 更有价值。“胆酶分离”即胆红素持续上升而转氨酶下降，提示重型肝炎的肝细胞坏死严重，预后不良。影像学检查主要是超声检查，观察肝脏大小、有无肝硬化表现、有无腹腔积液以及有无肝脏脂肪变性等，必要时行磁共振检查。

1. 妊娠合并甲型肝炎

症状与非孕妇者相同，发病较急，除有消化道症状及黄疸外，血清学检查中抗 HAV-IgM 阳性则可确诊。

2. 妊娠合并乙型肝炎

表现为恶心、呕吐及乏力、黄疸等，起病急，血清 ALT 升高。血清病原学指标为：乙型肝炎表面抗原（HBsAg）阳性是 HBV 感染的特异性指标，其滴度与乙型肝炎传染性强弱有关，可用于预测抗病毒治疗效果；乙肝表面抗体（HBsAb）是保护性的抗体；乙肝 e 抗原（HBeAg）：在 HBV 感染肝细胞进行病毒复制时产生，提示存在大量病毒的标志，滴度高低反映传染性的强弱，若 HBeAg 存在时间超过 12 周，将被视为 HBV 慢性感染；乙肝 e 抗体（HBeAb）：一般当 HBeAg 在血中消失，而后出现抗 HBe，提示病毒复制减少，传染性降低，病情多渐趋稳定；核心抗体（HBcAb）：阳性提示血清中病毒颗粒减少或消失，多见于感染早期或慢性感染的活动期；乙肝病毒 DNA（HBV-DNA）：观察抗病毒药物疗效和判断传染性大小。

乙型病毒型肝炎又可分为急性肝炎和慢性肝炎。急性肝炎病程在 24 周之内，分为急性无黄疸型肝炎和急性黄疸型肝炎，前者起病相对较慢，易被忽视；后者起病急，常在消化道症状出现后 1 周皮肤黏膜出现黄染、瘙痒，大便颜色变浅，小便呈茶水状。

3. 妊娠合并丙型肝炎

单项 HCV 抗体阳性多为既往感染。

4. 妊娠合并丁型肝炎

HDV 是一种缺陷的嗜肝 RNA 病毒，需依赖 HBV 存在而复制和表达，需同时检测血清中 HDV 抗体和乙肝两对半。

5. 妊娠合并戊型肝炎

HEV 抗原检测困难，抗体出现较晚，在疾病急性期有时难以诊断，需反复检测。

6. **重型肝炎的诊断**

①消化道症状严重，表现食欲极度减退，频繁呕吐，腹胀，出现腹水；②血清胆红素≥171 μmol/L(10 mg/dL)，或每天升高≥17.1 μmol/L(1 mg/dL)，或黄疸迅速加深；③凝血功能障碍，全身出血倾向，凝血酶原时间明显延长，较正常值延长0.5～1倍甚或更长；④肝脏缩小，出现不同程度的肝性脑病，严重者可出现肝臭；⑤肝性脑病；⑥肝肾综合征。

【鉴别诊断】

1. **妊娠剧吐引起的肝损害**

妊娠早期反复呕吐和长期饥饿，可出现肝功能受损，病情好转后，肝功能正常，病毒学标志有助于鉴别。

2. **妊娠期急性脂肪肝**

为妊娠晚期特有的疾病，表现为急性肝细胞脂肪变性所引起的肝功能异常和凝血功能障碍，多见于妊娠35周左右，以初产妇居多，早期表现与肝炎相似，病情进展快，发展为急性肝功能衰竭表现为凝血因子缺乏、出血倾向、尿素水平明显上升、少尿、低血糖、高血氨、DIC、肝性脑病、昏迷和休克，一般肝炎标志物检查阴性，肝脏穿刺有助于明确诊断。

3. **妊娠期高血压疾病引起的肝损害**

在高血压、蛋白尿及肝功能受损的基础上合并肝损害。HELLP综合征是妊娠期高血压疾病并发肝损害的一种严重并发症，往往是在妊娠期高血压疾病的基础上伴有溶血、肝酶升高和血小板降低三大特征，妊娠结束后病情迅速缓解。

4. **药物性肝损害**

孕妇因服药发生肝损害及黄疸较非孕期多见。药物性肝损害均有服药史而无病毒性肝炎史，服药后迅速出现黄疸及轻度ALT升高，可伴有皮疹、皮肤瘙痒。停药后多可恢复。

【临床处理】

1. 非重型肝炎

主要采用护肝、对症、支持疗法。

肝炎急性期应卧床休息，慢性肝炎及无症状病毒携带者，应适当休息。禁用对肝脏有损害的药物。饮食宜高营养、易消化的食物。每天需给大量维生素 C、维生素 K_1 及维生素 B_1、B_6、B_{12} 等。维生素 C 有增加抗感染能力、促进肝细胞再生与改善肝功能的作用，维生素 K_1 可促进凝血酶原、纤维蛋白原和某些凝血因子（因子Ⅶ、Ⅹ）合成作用。同时给予能量合剂、肌内注射维生素 E，对防止肝细胞坏死有益。常用护肝药物有：葡醛内酯、多烯磷脂酰胆碱、丁二磺酸腺苷蛋氨酸、还原性谷胱甘肽、复方甘草甜素、丹参注射液、门冬氨酸钾镁等。如有贫血或低蛋白血症者，可予适量输新鲜血、人体白蛋白或血浆。

治疗期间严密监测肝功能、凝血功能等指标。经治疗后病情好转，可继续妊娠，若治疗效果不佳、肝功能、凝血功能指标继续恶化者，应考虑终止妊娠。分娩方式以产科指征为主，但对于病情较严重者或血清胆汁酸明显升高者可考虑剖宫产。

2. 重型肝炎

除护肝、对症、支持治疗外，还需防治并发症。

（1）一般处理　正确记录血压、呼吸、脉搏及出入水量；予以低脂肪、低蛋白、高糖类流质或半流质饮食，保证热能为 1800 kcal/d 以上，并予以大剂量抗生素。

（2）护肝治疗　给予人血清白蛋白促进肝细胞再生，改善低蛋白血症；肝细胞生长因子、胰高血糖素加胰岛素疗法促进肝细胞再生；选用葡醛内酯、多烯磷脂酰胆碱、腺苷蛋氨酸为主的两种以上的护肝药物。

（3）对症支持治疗　可采用新鲜冰冻血浆和冷沉淀改善凝血功能，维持电解质平衡。必要时考虑短期使用肾上腺皮质激素。

（4）防治并发症

1）防治肝性脑病：注意饮食、排便，低蛋白、低脂肪、高碳水化合物的半流质饮食，保持大便通畅，酸化肠道，减少氨的吸收。

2）防治凝血功能障碍：给予维生素 K、输新鲜血或低温冷沉淀等。

3）肝肾综合征：按急性肾衰竭处理，严格限制入量，避免应用肾毒性药物，早期可渗透性利尿，晚期大剂量呋塞米，予以多巴胺扩张肾血管，监测钾浓度，防治高血钾，必要时肾透析。

（5）防治感染　重型肝炎患者易发生胆道、腹腔、肺部等部位的细菌感染，注意无菌操作、口腔护理、会阴护理，预防感染；有计划地逐步升级使用有力的广谱抗生素；使用丙种球蛋白增强抵抗力。

（6）严密监测病情变化　血常规、凝血功能、肝肾功能电解质等，尤其总胆红素、转氨酶、白蛋白、纤维蛋白原、肌酐等；监测中心静脉压、尿出入量、水电解质变化、胎儿宫内情况等。

（7）产科处理

1）妊娠早期：急性肝炎经保肝治疗好转者可继续妊娠，慢性肝炎、妊娠肝炎加重，应在积极治疗情况下，行人工流产术。

2）妊娠中晚期：以保肝治疗为主，尽量避免终止妊娠，加强监测肝功胎儿监护，定期检测胎动、胎心监护、B 超及生物物理评分等。积极防治妊娠期高血压疾病，在预产期前终止妊娠。若为重症肝炎，经保守治疗无效且考虑妊娠本身可加重肝脏负担，应及时终止妊娠。

3）分娩期：重症感染积极治疗后，病情稳定 24 h 左右，即凝血功能、白蛋白、胆红素、转氨酶等重要指标改善，或治疗过程中出现胎儿窘迫、胎盘早剥、临产等，应终止妊娠。分娩方式宜采用剖宫产方式终止妊娠，术前行中心静脉插管，建立静脉通路，监测中心静脉压，留置导尿管，用精密尿袋测量尿量，及时发现肾衰竭并调整补液量。请新生儿科医师到场协助处理新生儿。妊娠合并重型肝炎常发生产时、产后出血,术时取下腹正中切口,有利于术中出血处理及探查肝脏,必要时行子宫次全切除术,若保留子宫,术中及术后应采用足够措施减少及预防出血,如子宫动脉栓塞、B-lynch 缝合、促子宫收缩药物等应用。

4)产褥期:继续随访肝功能,加强保肝治疗,以免分娩加重肝损伤,产后应用对肝脏损害较小的广谱抗生素。

病例介绍

患者,女性,28 岁,因“停经 36^{+2} 周,乏力、食欲缺乏 2 周,发现肝功能异常 1 d”就诊。

生育史 0-0-1-0。

现病史 平素月经尚规律,末次月经:2014-06-01,患者停经 40 d 时测妊娠试验阳性,早孕反应轻,孕期定期产检,孕早中期未见异常。2 周前无明显诱因出现食欲差,胃纳欠佳,伴乏力,未予重视,昨日产检,查肝功能提示:ALT 1050 U/mL, AST 950 U/mL,总胆红素 78 μmol/L,总胆汁酸 45 μmol/L,拟“G_2P_0 孕 36^{+2} 周,妊娠合并肝炎”收入院,孕期胎动可,无腹痛,无阴道流血和排液。此次发病以来,饮食、睡眠欠佳,大、小便正常。

既往史 乙肝大三阳 10 年,自诉既往肝功能正常。

体格检查 T 36.5 ℃,R 20 次/min,HR 80 次/min,BP 118/72 mmHg。全身皮肤、巩膜轻度黄染,无瘀斑、瘀点,无肝掌、蜘蛛痣,双眼睑无水肿,全身浅表淋巴结无肿大,甲床上红润,心肺(-),腹膨隆,腹部无压痛、反跳痛,宫高 36 cm,腹围 102 cm,胎心 140 次/min,10 min 未及宫缩,腹壁静脉无曲张,双下肢中度水肿,外生殖器未查。

辅助检查 肝功能提示:ALT 1550 U/mL,AST 1250 U/mL,总胆红素 78 μmol/L,总胆汁酸 45 μmol/L,总胆汁酸 45 μmol/L,白蛋白

25 g/L，血糖 5.9 mmol/L。乙肝病毒血清学标志物：HBsAg（+），HBcAg（+），HBeAg（+），HBV-DNA：1.35×10^6 拷贝/mL。血常规示：白细胞 4.6×10^9/L，中性粒细胞 88%，血红蛋白 100 g/L，血小板 150×10^9/L。凝血功能：凝血酶原时间 16.1 s，部分凝血活酶时间 40 s，纤维蛋白原 1.0 g/L。肾功能：肌酐 240 μmol/L，尿素氮 9.0 mmol/L，血尿酸 280 μmol/L。尿常规：尿胆红素阳性。B 超：头位，宫内单胎。肝胆胰脾彩超：肝实质回声增强不均质改变，脂肪肝可能，胆总管未见明显扩张。

初步诊断 ①G_2P_0 孕 36^{+2} 周，未临产，头位；②乙型病毒性肝炎（亚急性重型，黄疸型）。

治疗措施

1. 卧床休息，低脂饮食，检测血常规、肝肾功能、电解质、凝血功能，记 24 h 出入量。

2. 护肝、退黄治疗，维生素 K_1 预防出血。

3. 输注人血清白蛋白纠正低蛋白血症；纠正凝血功能异常。

4. 完善术前准备，拟急诊行剖宫产终止妊娠。

5. 术后继续护肝、抗感染、促宫缩治疗，随访凝血功能、肝肾功能等，预防产后出血。

6. 术后转诊至重症 ICU 病房，继续内科随访。

7. 术后 2 周，肝肾功能好转出院。

专家点评

该患者产前检查发现乙肝大三阳 10 余年，孕 34 周起出现乏力和食欲缺乏，2 周后出现肝功能异常，以后病情迅速进展，出现亚急性重症肝炎的表现，诊断明确。由于妊娠期急性脂肪肝病情重、死亡率高，故需要排除妊娠期急性脂肪肝，胆红素明显升高，有胆酶分离现象,血尿酸明显升高,低血糖和尿胆红素阴性,可有血小板减少;妊娠期急性脂肪肝经积极终止妊娠、支持治疗后,一周病情趋于稳定和好转,但重症肝炎常常恢复较慢。

处理上,病毒性肝炎与妊娠期急性脂肪肝略有不同,后者一经诊断,应迅速终止妊娠,病毒性肝炎根据孕周和病情的轻重区别对待,孕晚期胎儿有存活能力者可积极控制 24 h 后迅速终止妊娠。但围术期应激、手术出血和创伤,均可导致病情进一步加重,术前应充分评估手术风险、准备充足的血制品、术前谈话充分的知情同意。围术期积极保肝治疗,预防肝性脑病,细致地观察和随访实验室结果,补充凝血因子、新鲜冰冻血浆、凝血酶原复合物、纤维蛋白原,避免使用损害肾脏的药物,低蛋白血症以及机体免疫功能的下降易发生感染,感染增加肝性脑病的风险,使用广谱抗生素预防感染。

第七节　妊娠合并急性阑尾炎

急性阑尾炎是妊娠期间最常见的外科合并症,孕期急性阑尾炎的疑诊率为 1/1000 ~ 1/600 例次妊娠,确诊率为 1/1500 ~ 1/800 例次妊娠;由于妊娠中、晚期阑尾位置改变及临床体征与非孕期不一致,诊断较非孕期困难,误诊率高达 26% ,并发腹膜炎时流产及早产率均增加,因此,早期诊断和及时处理对预后有重要影响。

【临床表现】

妊娠期急性阑尾炎临床表现不典型,易造成漏诊和误诊。

妊娠早期急性阑尾炎的症状和体征与非妊娠期基本相同。腹痛常为首发症状,最初在脐周,随着炎症过程进展而转移至右下腹。厌食、恶心和呕吐常在疼痛发作后发生。随后出现发热和白细胞增多。

妊娠中晚期因增大的子宫使阑尾的解剖位置发生改变,临床表现常不典型。腹痛可能不明显，无转移性右下腹痛，如果阑尾位于子宫背面，疼痛可能放射至右侧腰部。随着子宫不断增大，阑尾的位置会向头侧移位几厘米，压痛点位置较高，可能局限于右中腹甚至右上腹。由于妊娠子宫提升及牵拉腹壁远离发炎的阑尾，所以腹部压痛可能不明显，炎症区域与壁腹膜之间的直接接触受阻，所以反跳痛和肌紧张的腹膜炎体征可能不明显。

【辅助检查】

1. 血常规

大约80%的非妊娠阑尾炎患者术前会出现白细胞增多（白细胞计数>10×10^9/L）且分类计数中有核左移。然而，妊娠女性存在轻度白细胞增多可以是正常表现：晚期妊娠时总白细胞计数有生理性增高，且可能出现轻微的核左移。白细胞计数超过10×10^9/L才有诊断意义，但也有白细胞无明显升高者。

2. 胆红素的轻度升高

总胆红素>17 μmol/L已被作为阑尾穿孔的一个标志（敏感性为70%，特异性为86%）。

3. 超声检查

妊娠期阑尾炎的影像学诊断方法首选分级加压超声。若超声发现右下腹存在非压缩的盲端管状结构且最大直径超过6 mm，则支持疑似阑尾炎的临床诊断。如果阑尾显示正常，不应排除该诊断，除非超声图表现提示可能的其他诊断（例如卵巢扭转或肾结石）。

4. 磁共振成像

当临床和超声检查结果不确定时，MRI是排除妊娠女性急性阑尾炎的一个极好方法。MRI避免了暴露于电离辐射。不常规使用含钆造影剂是出于理论上胎儿安全性的考虑，但如果必要也可使用。美国放射学会适宜性标准建议，在超声评估妊娠期疑似阑尾炎结果而无法确定后，将 MRI 作为优选的检查。

【诊断与鉴别诊断】

妊娠期急性阑尾炎临床表现不典型，易造成漏诊和误诊，鉴别诊断较困难。妊娠早期要与黄体破裂、卵巢囊肿蒂扭转、异位妊娠破裂和圆韧带综合征等鉴别。妊娠中晚期还要与急性肾盂肾炎、膀胱炎、泌尿系统结石、急性胆囊炎、急性胰腺炎、肠梗阻和静脉血栓性静脉炎等鉴别，以及与临产、先兆早产、产科并发症包括胎盘早剥、急性妊娠期脂肪肝、子痫前期 HELLP 综合征鉴别。

【临床处理】

妊娠期急性阑尾炎不主张保守治疗，一旦高度怀疑急性阑尾炎，应积极抗感染治疗同时立即手术。如一时难以明确诊断，又高度怀疑急性阑尾炎时应积极剖腹探查以免延误病情。围术期抗生素应选择覆盖革兰氏阴性和革兰氏阳性菌的广谱抗生素（例如第二代头孢菌素）及针对厌氧菌的抗生素（例如克林霉素或甲硝唑）。

孕早期可以选择腹腔镜下阑尾切除术。孕中晚期由于子宫增大阑尾未知的改变，腹腔镜手术视野的改变，常选择开腹阑尾切除术。手术切口的选择建议在麦氏点或更常见的是在最明显的压痛点处做横向切口行阑尾切除术。当诊断不太确定时，建议做低位中线纵切口，因为这样可以充分暴露腹部，从而对与阑尾炎相似的外科情况进行诊断和处理。如果随后因一般的产科指征而需要进行剖宫产，也可用纵切口。有以下情况需先行剖宫产再行阑尾切除术：①阑尾穿孔并发弥漫性腹膜炎，有子宫感染以及羊膜腔感染的征象；②近预产期或胎儿接近成熟，已具备体外生存能力；③病情危重危及孕妇生命，术中暴露阑尾困难。

【预防】

目前对妊娠合并急性阑尾炎无有效预防方法，受妊娠影响，诊断较非妊娠困难，流产和早产率均较高，故早期诊断和及时处理对预后有重要影响。

【护理措施】

1. **心理护理**

由于女性对疼痛的耐受性差，在妊娠合并身体疾患这个特殊阶段，应以耐心、细心、和蔼的态度做好解释安抚工作，为患者提供安静舒适的就医环境，缓解因疾病带来的焦虑、紧张情绪，针对胎儿健康状况的担忧，及时提供相关治疗信息，给予帮助。

2. **病情监测**

严密观察胎心、胎动、腹痛、宫缩及阴道流血情况。指导孕妇做好胎动的自我监测，出现异常及时通知医师，严密监测生命体征，并做好记录。

3. **手术患者的护理**

（1）体位　孕妇宜取左侧卧位或右侧臀部垫高 30°～45°，以减少术中对子宫的刺激，防止仰卧位低血压综合征的发生。术后患者一般平卧 6 h 后改为半卧位，以利于引流，也可减小腹壁张力，减轻切口疼痛。

（2）休息与活动　若胎心率正常，没有产科异常症状，鼓励其早期下床活动，避免肠粘连等并发症的发生。有引流的患者，活动时注意保持引流管的通畅，并妥善固定，防止其脱落和引流液的逆流。

（3）饮食护理　中晚期妊娠的孕妇，腹壁张力较大，肠蠕动恢复后需循序渐进地按照清淡流质、流质、半流质、普食的顺序给予各种营养素齐全的高营养饮食。手术后机体的分解代谢大于合成代谢，出现明显的负氮平衡，又由于妊娠的因素，营养素的需求比一般手术患者多，需按其口味和饮食习惯烹调，确保营养素的摄入，以利于机体的恢复和胎儿的生长。

(4)用药护理　术后遵医嘱继续给予抗感染治疗。对继续妊娠者,术后3～4 d 内遵医嘱给予抑制宫缩药及镇静药保胎治疗。静脉用药时严格控制滴速,密切观察胎心及胎动,定时进行胎心监护。

4. 出院指导

详细制订出院后康复计划,提供家庭支持,做好孕产妇围生期保健工作。

病例介绍

患者,女性,27 岁,因“孕 37 周,转移性右下腹痛 1.5 h”入院。

生育史　0-0-0-0。

现病史　平素月经规律,末次月经:2014-05-07,患者停经 40 d 时测妊娠试验阳性,早孕反应轻,孕期正规产检、孕期唐氏筛查、B 超筛查和糖耐量均无异常。孕期无见红、皮肤瘙痒、无头痛视物模糊、无阴道流液。1.5 h 前患者出现全腹阵痛,逐渐转移并固定于右下腹,于 15∶00 急诊入院,起病以来无恶心、呕吐,无腹泻,无发热。

既往史　体健,否认有高血压,心、肺、肝、肾等器官慢性疾病史。无药物过敏史,无传染病史,无遗传性家族史。

体格检查　T 37 ℃,P 84 次/min,R 20 次/min,BP 110/70 mmHg。一般情况可,神志清,萎靡,全身皮肤、巩膜无黄染,双眼睑无水肿,全身浅表淋巴结无肿大,心肺检查正常。腹膨隆,全腹软,无肌紧张,右侧麦氏点上方有压痛及反跳痛,可闻及肠鸣音。腹壁静脉无曲张,双下肢无水肿。

产科检查　胎心率 140 次/min,无宫缩。宫高 34 cm,腹围95 cm。胎心 138 次/min,10 min 未及宫缩。

辅助检查　血常规:RBC 3.82×10^{12}/L,Hb 132 g/L,WBC 10.4×10^{9}/L;N 88%,L 16%,M 4%,PLT 142×10^{9}/L。

初步诊断　①G_1P_0，孕37周，单胎，未临产；②妊娠合并急性阑尾炎可能。

治疗经过　入院诊断为“急性阑尾炎可能”，请外科紧急会诊，同意入院诊断，考虑已孕足月，胎儿已经成熟，立即行子宫下段横切口剖宫产术+阑尾切除术。术中见阑尾直径7 mm，表面充血水肿。术后病理检查为急性化脓性阑尾炎。术后抗感染治疗5 d，术后7 d体温正常，腹部切口愈合Ⅱ/甲，子宫复旧好，恶露量少，予出院。

出院诊断　①G_1P_0，孕37周，单胎，LOA位，剖宫产；②妊娠合并急性化脓性阑尾炎。

专家点评

该患者表现为妊娠期转移性下腹痛，查体右侧麦氏点上方有压痛及反跳痛，故诊断并不困难。但妊娠期合并急腹痛，可能的原因很复杂，还需排除右侧卵巢囊肿蒂扭转或破裂、右侧子宫肌瘤变性、右侧泌尿系统结石引起的绞痛等。该患者已足月，故一旦诊断，首选的治疗是剖宫产同时行剖腹探查术，建议先行剖宫产（优先选择腹膜外剖宫产）再行阑尾切除术，术后放置腹腔引流管，术后广谱抗生素+针对厌氧菌的抗生素使用至少5 d。

妊娠期合并阑尾炎，往往临床症状和体征均不典型，容易误诊和漏诊，延误手术时机而导致阑尾炎穿孔、腹膜炎、流产或者胎儿宫内感染，导致严重的并发症。一般不主张保守治疗，诊断明确时应在积极抗感染治疗的同时行手术。即使无法明确诊断但高度怀疑时，也应积极行剖腹探查术。如已足月或胎儿已成熟，建议剖宫产术后行阑尾切除术。如在孕早、中期，术中采用左侧卧位，便于暴露阑尾，减少对子宫的牵拉，术后积极抗感染，选择对胎儿影响小、敏感的广谱抗生素，同时给予保胎药物。

第八节　前置胎盘

前置胎盘是常见的妊娠晚期并发症,病情易突然加重而危及母儿生命安全。妊娠28周后,胎盘仍附着于子宫下段,其下缘达到或覆盖宫颈内口,位置低于胎儿先露部,称为前置胎盘。根据胎盘边缘与宫颈内口的关系,将前置胎盘分为4种类型:完全性前置胎盘、部分性前置胎盘、边缘性前置胎盘、低置胎盘,如胎盘附着于前次剖宫产切口处,常伴有胎盘植入,则为凶险型前置胎盘。妊娠中期超声发现胎盘接近或覆盖宫颈内口则为胎盘前置状态。

【临床表现】

70%~80%的前置胎盘患者的典型临床表现是无痛性阴道流血,另外10%~20%的前置胎盘患者表现为子宫收缩伴出血,这与胎盘早剥的临床表现相似。约1/3的前置胎盘患者在妊娠30周前出现首次阴道流血。患者全身情况与出血量及出血速度密切相关,反复出血可呈贫血貌,急性大量出血可致失血性休克。

前置胎盘的高危因素包括流产史、宫腔操作史、产褥感染史、高龄、剖宫产史;吸烟;双胎妊娠;妊娠28周前超声检查提示胎盘前置状态等。

【体格检查】

腹部检查:大部分孕妇子宫软、无压痛,轮廓清楚,子宫大小符合妊娠周数;胎位清晰,胎先露高浮或伴有胎位异常。

阴道检查:现多不用阴道指诊来除外前置胎盘的诊断,多采用超声检查确定胎盘位置,如前置胎盘诊断明确,不必再行阴道检查。如必须通过阴道检查已明确诊断或选择分娩方式,可在输液、备血及可立即行剖宫产手术的条件下进行。禁止肛查。

【辅助检查】

1. 超声检查

妊娠 20 周以上出现无痛性阴道流血的任何女性均应怀疑前置胎盘的可能。由于阴道指诊触及胎盘时可能引起严重的出血，对于中期妊娠未行超声检查的女性，在妊娠 20 周后出现产前流血时，应在阴道指诊前行超声检查明确胎盘位置。在妊娠的任何时期，如怀疑前置胎盘，推荐使用经阴道超声进行检查，其准确性明显高于经腹超声，并具有安全性。

2. MRI 检查

MRI 很适合评估胎盘与子宫肌层的关系，但费用较昂贵，因前置胎盘可伴有胎盘植入，有条件的医院，怀疑合并胎盘植入者，可选择 MRI 检查明确是否有胎盘植入及侵入肌层的深度、局部吻合血管分布及宫旁侵犯情况。

3. 实验室检查

可有血红蛋白下降表现，短期大量出血，可表现为凝血功能障碍甚至 DIC。

【诊断与鉴别诊断】

1. 前置胎盘合并胎盘植入

当诊断前置胎盘时，应考虑合并胎盘植入的可能性。超声检查，胎盘与膀胱之间正常的界面特征为低回声边界区，代表子宫肌层及正常胎盘后子宫肌层血管。而合并胎盘植入时这一低回声边界消失，胎盘组织与膀胱壁相连续。此时超声检查可能在相邻受累子宫壁的胎盘内发现无回声暗区（腔隙内流动），可结合 MRI 进一步明确诊断。

2. 胎盘早剥

可有不同程度的阴道流血或无明显阴道流血，但常伴有腹痛，体格检查可触及子宫体张力高，或宫缩间歇期宫体仍较硬，血红蛋白下降与阴道流血程度不成正比，但慢性胎盘早剥临床症状常较轻微，需行超声检查了解胎盘与肌层关系以排除，并动态随访血常规及凝血功能。

3. **宫颈赘生物**

可有无痛性阴道流血，量常较少，阴道窥视见宫颈有赘生物伴表面渗血可明确诊断。需警惕妊娠合并宫颈恶性病变，必要时活检以明确诊断。

【临床处理】

子宫下段随着妊娠时间的延长逐渐拉伸，这通常会使边缘性前置胎盘或轻度覆盖宫口的前置胎盘下缘远离宫颈内口。前置胎盘的最终诊断取决于妊娠周数、胎盘边缘与宫颈内口的关系。

治疗原则为抑制宫缩、纠正贫血、预防感染、适时终止妊娠。根据前置胎盘的类型、出血程度、妊娠周数、胎儿宫内状况、是否临产等进行综合评估后给予相应治疗。

1. **一般处理**

阴道流血期间不需绝对卧床，卧床时采取侧卧位，血止后可适当活动。

2. **纠正贫血**

目标血红蛋白值 110 g/L，血细胞比容 30% 以上。

3. **止血**

对于有早产风险的孕妇可酌情给予宫缩抑制剂，常用药物有钙通道阻滞剂、β 受体激动剂、非甾体抗炎药、缩宫素受体拮抗剂等。

4. **糖皮质激素的使用**

若孕周<35 周且在 7 d 内有早产分娩可能，或者孕 35～36^{+6} 周的

择期剖宫产，建议在产前给予1个疗程的糖皮质激素以促胎肺成熟；对已完成1个疗程糖皮质激素治疗7 d后的孕妇，如在孕34周前仍有发生早产的风险，可考虑再次使用糖皮质激素治疗1个疗程；对于孕周<35周的孕妇，如无法完成1个疗程的治疗，应尽可能给予糖皮质激素≥1次。

5. 终止妊娠

在使用宫缩抑制剂的过程中，孕妇仍有大出血的风险，应做好随时剖宫产手术的准备。

紧急剖宫产术指征：出现大出血甚至休克；出现胎儿窘迫等产科指征、胎儿已可存活；临产后诊断的部分或边缘性前置胎盘、出血量多、短期内无法阴道分娩；合并其他产科并发症并有急诊手术指征者。

择期终止妊娠指征：无症状的前置胎盘合并胎盘植入者于妊娠36周后；无症状的完全性前置胎盘达37周；边缘性前置胎盘满38周；部分性前置胎盘应根据胎盘遮盖宫颈内口情况适时终止妊娠。

以下情况可在具备急诊手术、备血充分情况下阴道分娩：边缘性前置胎盘、低置胎盘，出血少，枕先露；部分性前置胎盘，宫颈口已扩张，估计短时间内可以结束分娩。胎儿娩出后，依据出血量、是否有胎盘植入、胎盘植入的程度、患者是否有生育要求及病情决定处理方式，包括子宫切除术及保守治疗，如局部缝扎、子宫动脉栓塞、宫腔填塞纱条、宫腔球囊放置术等。

6. 抗感染治疗

对于反复阴道流血的前置胎盘孕妇及产后的患者需预防性使用抗生素治疗。

【常见护理诊断/问题】

1. 有心脏组织灌注不足的危险　与阴道反复流血导致循环血量下降有关。

2. 有感染的危险　与阴道流血、胎盘剥离面靠近子宫颈口有关。

3. 舒适度减弱　与绝对卧床休息、活动无耐力有关。

病例介绍

病例一　中央型前置胎盘

患者，女性，39 岁，因“G_9P_2 孕 33^{+3} 周，少量阴道流血 1 次”而入院。

现病史　孕妇平素月经则，4/30 d，末次月经 2015-05-21，预产期 2016-02-28，停经 30 余天，自测尿 hCG(+)，早孕反应明显，孕 1^{+} 个月因“妊娠剧吐”住院治疗 5 d 后好转出院。孕早期无阴道流血、流液，孕 4 个月余自觉胎动至今，孕 15^{+3} 周初诊建卡，定期产检，孕妇系高龄产妇，未行 D 筛查，建议行羊水穿刺，孕妇拒绝，外院行无创 DNA 检查提示：未见明显异常。B 超筛查：单胎，胎盘下缘完全覆盖宫颈内口，帆状胎盘可能？2015-12-25 B 超：单胎，横位，胎盘下缘完全覆盖颈内口。孕期 OGTT、甲状腺功能检查未见明显异常。孕期无头晕头痛，无视物模糊，无胸憋气，无腹痛，无阴道流血、流液，无皮肤瘙痒等不适。今孕 33^{+3} 周，19：00 无明显诱因下出现一阵阴道流血，色鲜红，量约 5 mL，无腹痛腹胀，遂于 19：50 来院急诊，拟“G_9P_2，孕 33^{+3} 周，中央型前置胎盘、帆状胎盘可能？”收入院。入院时一般情况可，精神可，食欲可，二便正常，睡眠可，自计胎动正常。

既往史　10 余年前患梅毒，经正规治疗，2015-10-14 查 RPR(-)、TPPA(+)。否认肝、结核等传染病史，否认药物、食物过敏史，否认其他手术、外伤及输血史，系统回顾未见异常。

生育史　2-0-6-1，2011 年及 2007 年各足月顺产 1 胎，1 孩 11 岁时白血病死亡，1 孩 9 岁体健，6 次人流史。

体格检查　T 36.8 ℃,P 82 次/min,R 20 次/min,BP 108/71 mmHg。双肺呼吸音清晰,未闻及干湿啰音。心律齐,各瓣膜听诊区未闻及异常心音。心率 82 次/min。腹部形状圆隆,软,无压痛、反跳痛,肝肋下未及,肝肾区叩痛(-),肠鸣音 4 次/min,下肢无水肿。10 min 未及明显缩,胎位横位,胎心位置左中腹,胎心次数 146 次/min,胎动存在,腹围 94 cm,宫高 31 cm,胎儿计 2400 g。骨盆外测量:IS 22.5 cm;IC 28 cm;EC 18.5 cm;TO 8.5 cm。

辅助检查　血常规:血红蛋白 9 g/L,白细胞 10.54×10^9/L,中性粒细胞 70%,淋巴细胞 21%,血小板 254×10^9/L。凝血功能、肝肾功能均正常。B 超检查示:胎儿横位,生长径线:双顶径 88 mm,腹围 299 mm,股骨 66 mm,肱骨 58 mm,胎盘前壁,胎盘完全覆盖宫颈内,羊水指数:89 mm;宫颈内口未见明显扩张。胎盘与下段肌层间未见明显异常回声。帆状胎盘可能。

治疗措施

1. 入院后完善各项检查并备血、开通静脉,左卧位、吸氧、听胎心 NST、自数胎动等,予以地塞米松促胎肺成熟治疗,同时向孕妇及家属充分告知病情及风险。

2. 入院后孕妇反复少量阴道流血,无明显宫缩,孕 35 周复查 B 超:双顶径 90 mm,头围 315 mm,腹围 328 mm;股骨长度 68 mm,肱骨长度 60 mm;胎盘位于前壁,完全覆盖宫颈内口,羊水指数:132 mm,胎盘与下段肌层间分界不清。提示:单胎,头位。胎盘完全覆盖宫颈内口。胎盘与下段肌层间分界不清,胎盘植入不除外。因孕妇为中央型前置胎盘,且不除外胎盘植入,入院后反复阴道流血,已促胎肺成熟,遂于孕 35^{+3} 周行择期子宫下段横切口剖宫产术。

3. 术中见胎儿先露为头,高浮,产钳助产娩出。胎儿娩出后,见胎盘附着于子宫左前壁盖过宫颈内口,无法自然娩出,予手剥胎盘,术中出血 70 mL。术中予欣母沛、卡贝等促进子宫收缩治疗。术后阴道间性鲜红色血液流出，子宫下段收缩差，累计失血量1000 mL，患者生命体征平稳，行经阴道止血球囊放置术。球囊放置术中出血约200 mL，同时予输注悬浮红细胞4 U，新鲜冰冻血浆400 mL，冷沉淀8 U，放置球囊术后仍有阴道流血，3 h 20 min内累计阴道流血300 mL，累计失血1500 mL，遂行子宫动脉栓塞术，栓塞术后无活动性阴道出血。术后复查血常规：Hb 73 g/L，凝血功能及3P试验均正常。栓塞术后第1天行宫腔球囊取出术，术中失血10 mL，术后子宫收缩好，无明显阴道流血。

4. 术后第3天复查血常规：Hb 75 g/L，予口服补铁治疗，产妇一般情况良好，体温平稳，切口愈合良好，按期出院。

专家点评

该患者有多次人流史和分娩史，可引起子宫内膜损伤或病变，为前置胎盘的发病高危因素，结合超声所见中央型前置胎盘诊断明确。

前置胎盘治疗原则为止血、纠正贫血、预防感染、适时终止妊娠。应根据前置胎盘类型、出血程度、妊娠周数、胎儿宫内状况、是否临产等进行综合评估，给予相应治疗。

期待治疗适用于妊娠<36周，一般情况良好，胎儿存活，阴道流血不多，无须紧急分娩的孕妇，目的是在母儿安全的前提下，延长妊娠时间，提高胎儿存活率。应密切监测孕妇生命体征及阴道流血情况，常规进行血常规、凝血功能检测并备血，同时监护胎儿情况，包括胎心率、胎动计数、胎儿电子监护及胎儿生长发育情况。

终止妊娠的时机及方式：应结合超声检查结果综合临床表现进行判断。①紧急剖宫产：出现大出血甚至休克，为挽救孕妇生命，应果断终止妊娠，此时无须考虑胎儿情况。在期待治疗过程中，若出现胎儿窘迫等产科指征，胎儿已可存活，可立即行急诊手术。临产后诊断的部分性或边缘性前置胎盘，出血量较多，估计短时间内不能分娩者，也应急诊剖宫产终止妊娠。②择期终止妊娠：择期剖宫产，为目前处理前置胎盘的首选方式。对于无症状的前置胎盘合并胎盘植入者，可于妊娠36周后终止妊娠；无症状的完全性前置胎盘，妊娠达37周，可考虑终止妊娠；边缘性前置胎盘满38周可考虑终止妊娠；部分性前置胎盘应根据胎盘遮盖宫颈内口情况适时终止妊娠。

对于前壁胎盘，根据产前超声胎盘定位及胎位，剖宫产切口应尽量避开胎盘，以免增加孕妇及胎儿失血，应灵活选择子宫切口。胎儿娩出后，立即子宫肌壁注射收缩剂，如缩宫素、前列腺素制剂等，待子宫收缩后徒手剥离胎盘。也可用止血带将子宫下段血管扎紧数分钟，以利胎盘剥离时的止血，但需警惕结扎部位以下的出血。若剥离面出血多，应参照产后出血的处理。若采取各项措施均无效，应向家属交代病情，果断切除子宫。

本例患者因孕晚期反复阴道流血，B超提示子宫肌层与胎盘分界欠清，不能完全排除胎盘植入，遂促胎肺成熟后近36周行择期子宫下段横切口剖产术。术中子宫收缩尚可，术后因子宫下段收缩乏力在输血同时行宫腔球囊置入止血，止血效果欠佳，立即行子宫动脉栓塞术。栓塞术后阴道流血明显减少，出血得到控制，保守治疗成功。

病例二　凶险型前置胎盘

患者，女性，24岁，因“G_4P_1 孕 33^{+5} 周，阴道流血30 min”而入院。

现病史　该孕妇平素月经规则，5/28 d，末次月经：2014-07-19，预产期：2015-04-26。患者孕早期曾有阴道少量出血，未予以重视。孕期未正规产检，自诉D筛查、糖筛查未见明显异常。孕22周B超提示：中央型前置胎盘，孕29～30周曾有阴道少量流血，遂至当地医院住院予以“保胎，促胎肺成熟”治疗（具体不详）。2015-02-24 孕 31 周来院建卡产检，2015-02-25 MRI 提示完全性前置胎盘，部分胎盘与子宫肌层分界不清。2015-03-02 因少量阴道流血门诊拟“G_4P_1 孕 32^{+2} 周，阴道流血半日”收住入院，入院 B 超检查示胎儿方位：头位，胎心胎动：见；双顶径 89 mm，头 318 mm，腹 278 mm；股骨长度 62 mm，肱骨长度 54 mm；胎盘方位：前壁，胎盘厚度：39 mm，胎盘成熟度：$Ⅱ^{+}$；胎盘下缘完全盖过宫颈内口，羊水指数：106 mm；脐动脉：PI 0.66，RI 0.48，SD 1.83。目前胎盘基底部与子宫肌层间分界欠清，彩色血流短条状。入院后每天 NST 有反应，无明显阴道流血，胎心、胎动好，无腹痛腹胀，于 2015-03-05 出院。患者出院后无明显阴道流血，2015-03-13 凌晨 0∶20 因“大量阴道流血”来院急诊，估计出血量 20 mL，色鲜红，无明显腹痛，立即收入院。

既往史 2013 年因“肝内胆汁淤积症（ICP）”行剖宫产，乙肝小三阳，否认药物、食物过敏史，否认手术、外伤及输血史，系统回顾未见异常。

生育史 1-0-2-1，2010 年因“ICP”行剖宫产，之前曾早孕期人流 2 次。

体格检查 T 37 ℃，P 87 次/min，R 20 次/min，BP 110/70 mmHg。双肺呼吸音清晰，未闻及干湿啰音。心律齐，各瓣膜听诊区未闻及异常心音。心率 87 次/min。腹部：形状圆隆，软，无压痛、反跳痛，肝脾肋下未及，肝肾区叩痛（-），肠鸣音 4 次/min。10 min 未及明显宫缩。胎位头位，胎心位置左下腹，胎心次数 140 次/min，胎动存在，腹 96 cm，高 30 cm，胎儿估计 1900 g。骨盆外测量：IS 25 cm；IC 26 cm；EC 18 cm；TO 9.25 cm。

辅助检查 血常规、凝血功能、肝肾功能均正常范围。

治疗措施

1. 入院后积极申请用血，完善相关检查，心电监护，胎心持续监护。因孕妇入院当日一次性阴道流血 200 mL，拟诊“凶险型前置胎盘，产前出血”，告知相关风险后当急诊行剖宫产术。

2. 术中探查子宫下段肌层菲薄，子表面血管怒张，膀胱与子宫前壁致密粘连，子宫下段局部膨隆呈紫蓝色。子宫体部横向剪开浆膜层，于前壁肌层做一小横切口，避开胎盘，插入两示指向两侧上方横向剪开切口至足够娩出胎儿之大小，子宫下段胎盘附着处出血明显。先露高浮，迅速以头位手托胎头，胎儿娩出容易，断脐后常规处理，胎儿性别男，体重 2180 g，评分 9-9 分。

3. 胎儿取出后立即将子宫托出腹腔，双手压迫子宫下段，予以止血带捆扎子宫下段，催产素 20 U、欣母沛 1 支注射宫体，出血约 300 mL。观察宫体部收缩好，止血带压迫下出血少，遂人工剥离宫腔后壁部分胎盘，子宫前壁及左下壁胎盘粘连致密广泛植入，剥离极为困难，子宫下段肌层菲薄，出血汹涌，一阵出血约 800 mL。于子宫下段肌层菲薄处加固缝扎数针后再次予以欣母沛 1 支宫体注射，予以子宫下段试填纱条，止血效果差，出血仍汹涌，估计术中出血达 2000 mL，遂行全子宫切除术。

4. 术中共计出血 3500 mL，输少浆血 12 U、血浆 1200 mL、低温冷沉淀 14 U、补液 1850 mL，尿量 350 mL。

5. 术后予左氧氟沙星+甲硝唑抗炎补液治疗，第 3 天复查血常规：Hb 77 g/L、白细胞 9.44×10^9 L，中性粒细胞 74%，予口服补铁等对症支持治疗，产妇一般情况良好，切口愈合良好，于术后第 7 天拆线出院。

专家点评

凶险型前置胎盘是指既往有剖宫产史，此次妊娠为前置胎盘，且胎盘附着于子宫的瘢痕处，往往伴有胎盘植入，术中极易出现难以控制的出血、弥散性血管内凝血（DIC）、休克，导致产妇死亡，是产科十分棘手的危急重症。

对于此类患者一定要做好充分的术前评估:①根据胎盘位置及植入情况制订合理的手术方案;②术前充分告知手术风险,并签好子宫切除知情同意书;③充分备血;④联合麻醉科、ICU、新生儿科甚至外科医师共同救治;⑤确保手术期间的止血药物和用品,例如前列腺素类药物、止血海绵等。无症状的前置胎盘合并胎盘植入者推荐妊娠36周后行手术,伴有反复出血症状的前置胎盘合并胎盘植入者促胎肺成熟后可提前终止妊娠。后壁胎盘或前侧壁胎盘植入者,可行子宫下段剖宫产术;前壁胎盘植入者,子宫切口应避开胎盘,必要时可行子宫体部剖宫产术。胎儿娩出后,依据出血量、植入的程度、患者是否有生育要求及病情决定处理方式,主要包括子宫切除术及保守治疗。子宫切除术的适应证主要包括:胎盘植入面积大、子宫壁薄、胎盘穿透、子宫收缩差、短时间内大量出血(数分钟内出血>2000 mL)及保守治疗失败者。推荐子宫全切除术,胎儿娩出后不剥离胎盘直接缝合切口后行子宫全切除术。对部分生命体征平稳、出血量不多、植入范围小者可行保守治疗,包括保守性手术(局部“8”字缝合、B-Lynch 缝合、腔纱条填塞等)、药物治疗(甲氨蝶呤、米非司酮等)、双侧子宫动脉栓塞治疗等。

该患者既往有剖产史及人流史,影像学检查提示凶险型前置胎盘,诊断明确,孕妇已于外院保胎治疗并促胎肺成熟,孕33周时1次大量阴道流血,遂急诊行剖宫产术终止妊娠。

术中见子宫下段菲薄,瘢痕处可见胎盘附着,考虑凶险型前置胎盘,术中迅速娩出胎儿后,见子宫前壁及左下壁胎盘粘连致密广泛植入,剥离极为困难,子宫下段肌层菲薄,出血汹涌,药物保守治疗效果差,遂果断行全子宫切除术,术中积极输血补液,术后抗感染治疗,术后恢复理想。

第九节 产后出血

产后出血是在阴道分娩或剖宫产后发生的产科急症。产后出血，最常见的定义是指阴道分娩后失血量达到或者超过500 mL，剖宫产后失血量达到或超过1000 mL。其实临床上产后出血的最佳定义和诊断为：使患者出现症状（如面色苍白、头昏、乏力、心悸、发汗、烦躁不安、意识模糊、呼吸困难和晕厥）和（或）引起血容量不足的体征（如低血压、心动过速、少尿以及低血氧饱和度<95%）的过量出血。

产后出血又分为早期产后出血和晚期产后出血，早期产后出血发生在分娩后24 h内，其中80%发生在产后2 h内；晚期产后出血发生在分娩24 h后至12周内，多见于产后1～2周。产后出血是分娩期严重并发症，占分娩总数的1%～5%，是导致孕产妇死亡的三大原因之一。

【临床表现】

产后出血多发生在胎儿娩出后2 h内，可发生在胎盘娩出之前、之后或前后兼有。阴道流血可为短期内大出血，亦可长时间持续少量出血。一般为显性，但也有隐性出血者。

临床表现主要为阴道流血、失血性休克、继发性贫血，若失血过多可并发弥散性血管内凝血。症状的轻重视失血量、速度及合并贫血与否而不同。短期内大出血，可迅速出现休克。需要注意在休克早期由于机体内的代偿机制，患者生命体征如脉搏、血压等可能均在正常范围内，但此时仍需要严密监测，对风险因素进行早期识别，评估出血量并进行积极救治。临床中往往存在当失血到一定程度出现失代偿表现如脉搏增快、血压下降才引起重视，这样失去了最佳救治时机。此外，如产妇原已患贫血，即使出血不多，亦可发生休克，且不易纠正。

因此,对每个产妇必须作全面仔细地观察和分析,以免延误抢救时机。

【病因】

产后出血的原因依次为子宫收缩乏力、胎盘因素、软产道裂伤及凝血功能障碍。四大原因可以合并存在,也可以互为因果。

1. 子宫收缩乏力

子宫收缩乏力是产后出血最常见的原因,约占70%。常见的有以下因素。

(1)全身因素　产妇体质虚弱、精神过度紧张、恐惧分娩、合并慢性全身性疾病、高龄、肥胖、尿潴留等。

(2)子宫因素　子宫肌纤维发育不良(子宫畸形或子宫肌瘤)、子宫肌纤维过度伸展(羊水过多、巨大儿或多胎妊娠)、子宫壁损伤(子宫瘢痕、多次分娩史或流产)等。

(3)产科因素　产程过长造成产妇极度疲劳及全身衰竭,或产程过快,均可引起子宫收缩乏力;前置胎盘附着在子宫下段,而子宫下段收缩力较弱,血窦不易关闭;胎盘早剥、妊娠期高血压疾病、严重贫血、宫腔感染等产科并发症及合并症使子宫肌纤维水肿而引起子宫收缩乏力。

(4)药物因素　过多使用麻醉剂、镇静剂及宫缩抑制剂等。

2. 胎盘因素

胎盘因素引起的产后出血约占20%,但随着计划生育政策的推新,高龄和瘢痕子宫再次妊娠的孕妇明显增加,前置胎盘尤其是凶险型前置胎盘导致产后出血比率呈上升趋势。

(1)胎盘滞留　胎儿娩出后30 min胎盘尚未排出者称胎盘滞留,将导致产后出血。常见原因有:①宫缩乏力或膀胱充盈。使已剥离的胎盘滞留宫腔。②胎盘嵌顿。可能与宫缩剂使用不当或粗暴按摩子宫有关,刺激产生痉挛性宫缩,在子宫上、下段交界处或宫颈外口形成收缩环，将剥离的胎盘嵌闭子宫腔内。③胎盘剥离不全。如胎儿娩出后过早牵拉脐带或过重按摩子宫，干扰了子宫的正常收缩和缩复，致胎盘部分剥离，剥离面血窦开放而出血过多。

（2）胎盘植入　既往多次刮宫或宫腔操作史，使子宫内膜损伤而易引起胎盘植入。胎盘植入主要引起产时出血、产后出血、子宫破裂和感染等并发症，穿透性胎盘植入也可导致膀胱或直肠损伤。

（3）胎盘部分残留　指部分胎盘小叶、副胎盘或部分胎膜残留子宫腔，影响子宫收缩而出血。

3. 软产道裂伤

软产道裂伤包括会阴、阴道、宫颈及子宫下段裂伤，约占产后出血的10%。常见因素有：

（1）会阴及阴道组织因水肿、炎症、静脉曲张导致弹性降低。

（2）急产、产力过强、巨大儿、胎先露异常、头盆不称。

（3）阴道手术助产，如产钳或胎头负压吸引术。

（4）软产道检查不仔细，遗漏出血点；缝合、止血不彻底等。

4. 凝血功能障碍

包括原发或继发的凝血功能障碍，约占产后出血的1%。常见原因有胎盘早剥、羊水栓塞、死胎及妊娠期急性脂肪肝等引起的继发凝血功能障碍，少数由原发性血液疾病如血小板减少症、白血病、再生障碍性贫血或重症病毒性肝炎等引起。

【诊断】

诊断产后出血的关键在于对失血量正确的测量和估计。临床上常用的估计失血量的方法有：容积法，称重法，面积法，休克指数等。出血量测量不准确将丧失产后出血的最佳抢救时机。突然大量的产后出血易得到重视和早期诊断，而缓慢的持续少量出血（如软产道裂伤缝合时间长）和未被发现的血肿常常是延误诊治的重要原因。估计出血量有以下几种方法：

1. 称重法　失血量(mL)=(带血的产褥垫-干的产褥垫)g/1.05。

2. 容积法　用产后接血容器收集血液后，放入量杯测量失血量。

3. 面积法　可按衣物血湿面积粗略估计失血量，10 cm×10 cm=10 mL。

4. 休克指数(shock index，SI)　SI=脉率/收缩压。当SI=0.5，血容量正常；SI=1.0，失血量约为总血容量的20%，约1000 mL；SI=1.5，失血量约为总血容量的30%，约1500 mL；SI=2.0，失血量约为总血容量的50%以上，约2500 mL以上。

5. 血红蛋白测定　血红蛋白每下降10 g/L，失血400～500 mL。但在产后出血早期，由于血液浓缩，血红蛋白值常不能准确反映实际出血量。

【鉴别诊断】

根据阴道流血发生时间、出血量与胎儿、胎盘娩出之间的关系，对引起产后出血的原因进行鉴别诊断。有时产后出血原因互为因果，或同时存在2个以上的原因。

1. 子宫收缩乏力

发生产后出血时，如子宫质软、轮廓不清、宫底升高，经按摩子宫及应用宫缩剂后，子宫变硬，阴道出血明显减少，可判断为子宫收缩乏力。

2. 胎盘因素

胎儿娩出后10 min内胎盘未娩出，阴道大量出血，应考虑胎盘因素，如胎盘部分剥离、嵌顿、残留甚至胎盘植入可能。此外，胎盘娩出后应常规检查胎盘及胎膜是否完整，确定有无残留。

3. 软产道裂伤

产妇会阴水肿、弹性差、静脉曲张，或分娩巨大儿、阴道手术助产、臀牵引等软产道裂伤高危因素下，如发生阴道鲜红色出血，应立即仔细检查宫颈、阴道及会阴处是否有裂伤。如产妇有严重的会阴疼痛或肛门坠胀感，应注意阴道血肿的可能性。

4. 凝血功能障碍

主要因为失血过多未得到及时纠正引起的继发性凝血功能障碍，表现为持续阴道流血，血液不凝；全身多部位出血、身体瘀斑。实验室检查可有血小板下降、凝血酶原时间延长、纤维蛋白原下降等。

【临床处理】

产后出血的处理原则为针对病因，迅速止血，补充血容量，纠正休克及防治感染。

1. 一般处理

立即寻求帮助（包括助产士、麻醉医师、上级产科医师）；14 ~ 16 G留置针建立双静脉通路，积极补充血容量，备血并留取血液标本进行相关的实验室检查（血常规、凝血功能、肝肾功能等），同时通知血库和检验科做好输血和检验准备；保持呼吸道通畅，吸氧；生命体征监测，留置导尿监测尿量；准确判断出血量。

2. 针对出血原因的处理

（1）子宫收缩乏力性出血　加强宫缩是最迅速有效的止血方法。

1）去除引起宫缩乏力的原因：改善全身状况，指导产妇及时进食，导尿缓解膀胱过度充盈。

2）按摩子宫：腹部按摩子宫是最简单有效地促使子宫收缩以减少出血的方法。出血停止后，还须间歇性均匀节律地按摩，以防子宫再度松弛出血。必要时需要双手按摩子宫，可置一手于阴道前穹隆，顶住子宫前壁，另有一手在腹部按压子宫后壁，同时进行按摩。按摩手法应轻柔、有节奏地进行，切忌持续长时间过度用力按摩而损伤子宫肌肉而导致无效。

3）宫缩剂：①缩宫素，为预防和治疗产后出血的一线药物。给药速度应根据患者子宫收缩和出血情况调整。静脉滴注能立即起效，但半衰期短，故需持续静脉滴注。如果催产素受体过饱和后不发挥作用，因此 24 h 内总量应控制在 60 U。②卡贝缩宫素，长效缩宫素九肽类似物，100 μg 缓慢静脉推注或肌内注射，2 min 起效，半衰期 60 min。③米索前列醇，系前列腺素 PGE_1 的衍生物，引起全子宫有力收缩，200～600 μg 舌下含服或直肠给药。但米索前列醇副作用较大，恶心、呕吐、腹泻、寒战和体温升高较常见；高血压、活动性心、肝、肾疾病及肾上腺皮质功能不全者慎用，青光眼、哮喘及过敏体质者禁用。④卡孕栓，1 mg 置于阴道后穹隆或直肠给药。⑤卡前列素氨丁三醇，为前列腺素 $F_{2\alpha}$ 衍生物（15－甲基 $PGF_{2\alpha}$），引起全子宫协调有力的收缩。250 μg 深部肌内注射或宫体肌内注射，如无效可重复注射 250 μg，总剂量不超过 2 mg。哮喘、心脏病和青光眼患者禁用，高血压患者慎用。常见副作用为恶心、呕吐、腹泻等。

4）宫腔填塞：以上治疗无效时，为保留子宫或为减少术前失血，可行宫腔填塞纱布或球囊放置术压迫止血。宫腔填塞纱布注意自宫底及两侧角向宫腔填塞，要塞紧填满，不留空隙，以达到压迫止血的目的。如出血停止，纱条或球囊可于 24～48 h 后取出。填塞后需用抗生素预防感染，取出前应注射宫缩剂。

5）子宫压迫缝合术：最为经典的是 B－Lynch 缝合，适用子宫缩乏力、胎盘因素和凝血功能异常性产后出血，手法按摩和宫缩剂无效并有可能切除子宫的患者。先试用两手加压观察出血量是否减少以估计 B－Lynch 缝合成功止血的可能性，应用可吸收线缝合。B－Lynch 术后有感染和组织坏死的可能，应掌握手术适应证。除此之外，还有几种改良的子宫压迫缝合术，如 Cho 缝合术、子宫下段压迫缝合术等。

6）结扎双侧子宫动脉上、下行支或髂内动脉：妊娠时 90% 的子宫血流经过子宫动脉，结扎双侧上、下行支或髂内动脉，出血多被控制。

以上措施均可保留子宫,保留生育功能。

7)压迫腹主动脉:出血不止时,可经腹壁向脊柱方向压迫腹主动脉,亦可经子宫后壁压迫腹主动脉。当子宫肌肉缺氧时,可诱发宫缩减少出血,获得暂时效果,为采取其他措施争得时间。

8)经导管动脉栓塞术(TAE):局麻下经皮从股动脉插管造影,显示髂内动脉前干或子宫动脉后,注射一种能被吸收的栓塞剂,使髂内动脉或子宫动脉栓塞从而达到止血目的。操作所耗时间与操作者熟练程度有关,适用于产妇生命体征稳定时进行。

9)子宫切除:是控制产科出血最有效的手段。各种止血措施无明显效果,出血未能控制,为挽救生命在输血、抗休克的同时,即行子宫次全或全子宫切除术。

(2)胎盘因素所致出血

1)胎盘滞留或胎盘胎膜残留所致的出血:胎儿娩出后超过30 min,虽经一般处理胎盘仍未剥离,或伴大出血者,应尽快徒手剥离胎盘。胎盘自然娩出或人工剥离后,检查胎盘胎膜有残留者,可用大刮匙轻轻搔刮清除。若胎盘已经完全剥离但嵌顿子宫腔内,宫颈口紧、挛缩,可以在麻醉状态下徒手取出。

2)胎盘植入或胎盘穿透:已明确胎盘植入者,不要强行钳夹或刮宫以免引起致命性产后大出血。可以根据胎盘植入面积大小及所在医院条件选择宫腔填塞纱布压迫止血、水囊压迫止血、子宫动脉或髂内动脉结扎或栓塞止血,如果出血过多且经上述方法止血无效,为挽救产妇生命应及时选择子宫次全或全子宫切除术。

(3)软产道损伤所致出血　在充分暴露软产道的情况下,查明裂伤部位,注意有无多处裂伤。缝合时尽量恢复原解剖关系,并应超过撕裂顶端0.5 cm缝合。血肿应切开,清除积血,缝扎止血或碘仿纱条填塞血肿压迫止血,24~48 h后取出。小血肿可密切观察,采用冷敷、压迫等保守治疗。

(4)凝血功能障碍所致出血　一旦确诊为凝血功能障碍,尤其是DIC,应迅速补充相应的凝血因子。

1)血小板计数:产后出血尚未控制时,若血小板计数低于(50 ~ 75)×10^9/L 或血小板计数降低并出现不可控制的渗血时,则需考虑输注血小板,治疗目标是维持血小板计数在50×10^9/L 以上。

2)新鲜冰冻血浆:是新鲜抗凝全血于6 ~ 8 h 内分离血浆并快速冰冻,几乎保存了血液中所有的凝血因子、血浆蛋白、纤维蛋白原。应用剂量为10 ~ 15 mL/kg。

3)冷沉淀:输注冷沉淀主要为纠正纤维蛋白原的缺乏,如纤维蛋白原水平高于1.5 g/L 不必输注冷沉淀。冷沉淀常用剂量为0.10 ~ 0.15 U/kg。

4)纤维蛋白原:输入纤维蛋白原1 g 可提升血液中纤维蛋白原0.25 g/L,1 次可输入纤维蛋白原4 ~ 6 g(也可根据患者具体情况决定输入剂量)。

总之,补充凝血因子的主要目标是维持凝血酶原时间及活化凝血酶原时间均<1.5 倍平均值,并维持纤维蛋白原水平在1 g/L 以上。

3. 防治休克

(1)发生产后出血时,应在止血的同时,酌情输液、输血,注意保温,给予适量镇静剂等,以防休克发生。出现休克后就按失血性休克抢救。失血所致低血容量休克的主要死因是组织低灌注以及大出血、感染和再灌注损伤等原因导致的多器官功能障碍综合征(MODS)。因此救治关键在于尽早去除休克病因的同时,尽快恢复有效的组织灌注,以改善组织细胞的氧供,重建氧的供需平衡和恢复正常的细胞功能。

(2)低血容量休克的早期诊断对预后至关重要。传统的诊断主要依据为病史、症状、体征,包括精神状态改变、皮肤湿冷、收缩压下降(40 mmHg)或脉压减小(<20 mmHg)、中心静脉压(CVP)<5 mmHg 或

肺动脉楔压(PAWP)<8 mmHg 等指标。

(3)有效的监测可以对低血容量休克患者的病情和治疗反应做出正确、及时的评估和判断,以利于指导和调整治疗计划,改善休克患者的预后。一般临床监测包括皮温与色泽、心率、血压、尿量和精神状态等监测指标。心率加快通常是休克的早期诊断指标之一。血压至少维持平均动脉压(MAP)在 60～80 mmHg 比较恰当。尿量是反映肾灌注较好的指标,可以间接反映循环状态。当尿量<0. 5 mL/(kg・h)时,应继续进行液体复苏。体温监测亦十分重要,当中心体温<34 ℃时,可导致严重的凝血功能障碍。强调在产后出血 1000 mL 左右时,由于机体代偿机制产妇的生命体征可能仍在正常范围内,不容忽视观察产妇早期休克表现并及时救治,同时应加强实验室监测。

(4)在紧急容量复苏时必须迅速建立有效的静脉通路。液体复苏治疗时可以选择晶体溶液和胶体溶液。由于5%葡萄糖溶液很快分布到细胞内间隙,因此不推荐用于液体复苏治疗。

4. 预防感染

由于失血多,机体抵抗力下降,加之多有经阴道宫腔操作等,产妇易发生产褥感染,应积极防治。

【预防】

1. 加强产前检查

对有产后出血、滞产、难产史以及有贫血、产前出血、妊娠高血压综合征、胎儿较大、双胎或羊水过多等情况时,均应积极做好防治产后出血的准备工作。积极纠正贫血,治疗基础疾病,充分认识产后出血的高危因素,高危孕妇应于分娩前转诊到有输血和抢救条件的医院。

2. 产程中识别产后出血高危因素

产程中识别产后出血高危因素,及时干预处理。避免产程过长,注意产妇进食、休息等情况,产程较长的孕妇应保证充分能量摄入,及时排空膀胱，必要时适当应用镇静剂、输液及导尿。第二产程注意控制胎头娩出速度，避免产道裂伤、出血。手术助产时切忌操作粗暴，以免损伤软产道。对于产程过长、急产或活跃期至第二产程较快的孕产妇，均应警惕产后出血。及早上台准备接生，适时应用宫缩剂，恰当按摩子宫，准确计量出血量。

3. 积极处理第三产程

第三产程积极干预能有效减少产后出血量。主要的干预措施包括：胎头娩出随即前肩娩出后，预防性应用缩宫素。非头位胎儿可于胎儿全身娩出后、多胎妊娠最后一个胎儿娩出后，预防性应用缩宫素；胎儿娩出后有控制地牵拉脐带协助胎盘娩出；胎盘娩出后按摩子宫。此外，胎盘娩出后应仔细检查胎盘、胎膜是否完整，有无副胎盘、有无产道损伤，发现问题及时处理。

4. 其他

产后 2 h 是发生产后出血的高危时段，密切观察子宫收缩情况和出血量，应及时排空膀胱。产后 24 h 之内，应嘱产妇注意出血情况。产后出血量有增多趋势的患者，应认真测量出血量，以免对失血量估计不足。

【常见护理诊断/问题】

1. 恐惧　与大量失血担心自身安危有关。

2. 潜在并发症　出血性休克。

3. 有感染的危险　与失血后抵抗力降低及手术操作有关。

【护理目标】

1. 产妇的血容量能尽快得到恢复，血压、脉搏、尿量正常。

2. 产妇体温正常，恶露、伤口无异常，白细胞总数和中性粒细胞分类正常。无感染症状。

3. 产妇情绪稳定，积极配合治疗和护理。

【护理措施】

(一)积极预防产后出血

1. 妊娠期

(1)加强孕期保健,定期接受产前检查,及时治疗高危妊娠或必要时及早终止妊娠。

(2)对具有产后出血高危因素的孕妇,如妊娠期高血压疾病、妊娠合并血液系统疾病及肝病、贫血、多胎妊娠、巨大胎儿、羊水过多、子宫手术史等的孕妇,要加强产前检查,建议孕妇提前入院。

(3)提供积极的心理支持。精神因素是决定分娩的四大要素之一,为孕妇提供积极的心理和情感上的支持,让其了解分娩的相关知识,使孕妇感到舒适安全,树立分娩自信心。

2. 分娩期严密观察及正确处理产程

(1)第一产程　密切观察产程进展;合理使用子宫收缩药物,防止产程延长;注意水和营养的补充,防止产妇疲劳;消除产妇紧张情绪,必要时给予镇静剂以保证良好的休息。

(2)第二产程　正确保护会阴,正确掌握会阴切开的时机,胎儿娩出不宜过快,勿使胎头过早仰伸。有出血可能者,当胎儿前肩娩出后,立即肌内注射或静脉推注缩宫素 10 U。

(3)第三产程　在胎盘未剥离之前,避免过早挤压子宫及牵拉脐带,胎盘剥离后协助胎盘娩出,并常规检查胎盘是否完整,有残留应及时取出,常规检查软产道有无损伤,有损伤及时缝合。

3. 产褥期

产后 2 h 内产妇应留在分娩室,严密观察产妇子宫收缩、阴道流血、会阴伤口等情况,定时测量生命体征,鼓励产妇及时排尿、早期哺乳,有感染可能者,应用抗生素。

病例介绍

患者，女性，28 岁，入院时间：2015－08－16 22：00。主诉：G_1P_0，孕 39^{+5}周，自觉不规则腹痛半天。

生育史 0－0－0－0。

现病史 患者既往月经尚规则，末次月经 2014－11－11，预产期 2015－08－18，2014－12－18 自测尿 hCG（＋），孕 12^{+5}周本院建卡，定期产检，D 筛查、B 超筛查及 OGTT 未见异常。今因不规则腹痛半天急诊就诊，NST 有反应，宫缩质弱，10″/10′，查宫颈容受 80%，宫口未开，先露头 S^{-3}，遂收入院待产。

既往史 既往未见异常。

体格检查 血压 115/65 mmHg，心率 92 次/min，呼吸 20 次/min，体温 36.8 ℃。身高 168 cm，胎心 140 次/min，腹围 110 cm，子宫底 38 cm，胎儿估计 4000 g。骨盆情况：IS 27 cm；IC 30 cm；EC 20 cm；TO 9 cm。子宫颈容受 80%，质软，中位。宫口未开，先露头 S^{-3}。

辅助检查 B 超：宫内单胎，双顶径 100 mm，腹围 365 mm，股骨 75 mm；胎盘Ⅲ级，位子宫底部。羊水指数 120 mm。

初步诊断 孕 39^{+5}周第 1 胎 0 产，未临产，头位；巨大儿可能。

入院后完善相关检查（血常规、凝血、生化、尿常规）：正常范围。

8 月 17 日 7 点宫口开 2 cm，S^{-2}，转产房待产，予分娩镇痛。11 点宫口开 3 cm，S^{-1}；13 点宫口开 6 cm，S^{+1}；15 点宫口开 6 cm，S^{+1}，予人工破膜术+催产素静滴加速产程；17 点宫口开 7 cm，S^{+2}；19 点宫口开 9 cm，S^{+2}；20 点宫口全开，S^{+3}；22：45 顺产一活婴，重 4150 g，Apgar 评分：1 min 9 分，5 min 9 分，22：50 胎盘娩出，胎盘娩出后见一阵阴道流血约 800 mL，检查胎盘胎膜完整。查体：神清，贫血貌，血压 95/60 mmHg，心率 108 次/min，呼吸 20 次/min，体温 36.8 ℃。子宫质

软，宫底脐上一指。

治疗措施

1. 初步判断为子宫收缩乏力导致产后出血，即刻按摩子宫，心电监护，吸氧，请示值班副主任医师，并呼叫助产士开通两路静脉通路，一路静脉滴注万汶 500 mL，另一路予以卡贝缩宫素 100 μg 静注，同时留置导尿，尿量 200 mL。

2. 阴道检查　子宫下段喇叭口状，软，掏出阴道积血块约 200 mL。宫颈探查无裂伤，会阴切口无活跃性出血。予欣母沛 250 μg 宫颈注射，继续按摩子宫。

3. 5 min 后，子宫收缩好，阴道流血停止。

4. 快速补充平衡液 1000 mL，胶体液 500 mL 后，予平衡液 500 mL+缩宫素 20 U 维持静滴。

5. 鼓励产妇进食，23 ∶ 30 心电监护：血压 105/63 mmHg，心率 98 次/min。尿量累计 300 mL。

6. 随访血常规 Hb 90×10^9/L 予速力菲补充铁剂，产后观察 3 d 后予以出院。

专家点评

该产妇分娩一巨大儿，胎盘娩出后多量阴道流血，有心率增快等急性失血表现，行阴道检查发现子宫下段收缩差，考虑因子宫收缩乏力导致产后出血，但同时需与胎盘胎膜残留、软产道裂伤、凝血功能障碍等原因引起的产后出血相鉴别。处理上立即予以开放两路静脉补液，按摩子宫、加强宫缩治疗后阴道流血停止。产后出血诊断思路清晰，处理及时，故取得良好预后。该产妇发生产后出血的高危因素为巨大儿，故应加强产前教育，控制孕期体重，减少巨大儿的发生率，从而降低产后出血发生率。

第十节　羊水栓塞

羊水栓塞(amniotic fluid embolism, AFE),也称羊水栓塞综合征,是指在分娩过程中羊水突然进入母体血液循环引起急性肺栓塞、过敏性休克、弥散性血管内凝血、肾衰竭或猝死的严重的分娩期并发症。发病率为1/10万。死亡率高达60%～70%。羊水栓塞是由于羊水中的有形物质(胎儿毳毛、角化上皮、胎脂、胎粪)和促凝物质进入母体血液循环引起。近年研究认为,羊水栓塞主要是过敏反应,是羊水进入母体循环后,引起母体对胎儿抗原产生的一系列过敏反应,也叫作“妊娠过敏反应综合征”。

【病因】

羊水栓塞多发生在产时或破膜时,亦可发生于产后,多见于足月产,但也见于中期引产或钳刮术中。

羊水栓塞的发生通常需要具备以下基本条件:羊膜腔内压力增高(子宫收缩过强或强直性子宫收缩);胎膜破裂(其中2/3为胎膜早破,1/3为胎膜自破);宫颈或宫体损伤处有开放的静脉或血窦。

发生羊水栓塞的危险因素如下:急产、产妇高龄、剖宫产和器械助产、前置胎盘和胎盘早剥、多次经产(≥5活产或死产)、宫颈撕裂伤、胎儿窘迫、子痫和药物引产。

【临床表现】

羊水栓塞发病迅猛,常来不及完善实验室检查患者已经死亡,因此早期诊断极其重要。多数患者表现为快速的心肺功能衰竭,发生呼吸困难和低血压前,可能有非特异性症状(如寒战、烦躁不安、咳嗽、气急、发绀、呕吐等)。也可能会出现强直阵挛发作。

1. 呼吸循环衰竭

根据病情分为暴发型和缓慢型两种。暴发型为前驱症状之后，很快出现呼吸困难、发绀。急性肺水肿时有咳嗽、吐粉红色泡沫痰、心率快、血压下降甚至消失。少数病例仅尖叫一声后心搏呼吸骤停而死亡。缓慢型的呼吸循环系统症状较轻，甚至无明显症状，待至产后出现流血不止、血液不凝时才被诊断。

2. 全身出血倾向

部分羊水栓塞患者经抢救度过了呼吸循环衰竭时期，继而出现DIC，表现为大量阴道流血为主的全身出血倾向，如黏膜、皮肤、针眼出血及血尿等，且血液不凝。但是部分羊水栓塞病例在临床上缺少呼吸循环系统的症状，起病即以产后不易控制的阴道流血为主要表现，容易被误认为子宫收缩乏力引起产后出血。

3. 多系统脏器损伤

本病全身脏器均受损害，除心脏外肾脏是最常受损害的器官。由于肾脏缺血缺氧，出现尿少、无尿、血尿、氮质血症，可因肾衰竭而死亡；脑缺氧时患者可发生烦躁、抽搐、昏迷。

【辅助检查】

1. 血涂片查找羊水有形物质　采集下腔静脉血，镜检见到羊水有形成分支持诊断。

2. 床旁胸片X射线平片　双肺弥散性点片状浸润影，沿肺门周围分布，伴右心扩大。

3. 床旁心电图或心脏彩色多普勒超声检查　提示右心房、右心室扩大，而左心室缩小，ST段下降。

4. 血氧饱和度突然下降往往可以提示有肺栓塞的问题。

5. 与DIC有关的实验室检查提示凝血功能障碍。①血小板计数$<100\times10^9/L$；②凝血酶原时间延长，>10 s即有诊断意义；③血浆纤维蛋白原<1.5 g/L;④凝血块观察,取正常产妇血 5 mL 放试管内,置温箱中观察 8～12 min 血块形成,低纤维蛋白原患者血液不易凝结,30 min 血凝块少,而弥散显示血小板已相当低,继发纤溶;⑤出血时间及凝血时间延长;⑥纤维蛋白降解产物的增加,血浆鱼精蛋白副凝试验(3P 试验)及乙醇胶试验阳性。

6. 若尸检,可见肺水肿、肺泡出血,主要脏器如肺、胃、心、脑等血管及组织中或心内血液离心后镜检找到羊水有形物质。

【诊断】

羊水栓塞本质上是基于一系列临床表现的临床诊断,而不是单独的症状和体征。只要在临床过程中或产后立刻出现休克或(和)呼吸功能损害,临床医师都应怀疑为羊水栓塞。同时必须排除突发的分娩期或产后心肺衰竭的其他原因。

诊断过程中注意以下 3 点:①羊水栓塞是临床诊断,应基于诱发因素、临床症状和体征来诊断羊水栓塞;②尽管血涂片或器官找到羊水有形物质曾被作为羊水栓塞的诊断标准,但由于缺乏特异性,即使血液或器官组织找到羊水有形物质,如果临床表现不支持,也不能诊断羊水栓塞;③血液或器官组织没有找到羊水有形物质,但是临床表现支持,也应诊断羊水栓塞。

【鉴别诊断】

羊水栓塞容易误诊为其他的疾病。

1. 子痫抽搐

通常有高血压、水肿及蛋白尿史,在产前、产时、产后均可发生,无胎膜破裂因素,双肺听诊一般无啰音。DIC 的检查一般无异常。

2. 充血性心力衰竭

有心脏病史,有心脏负担加重的诱因,患者突发心慌气短,咳泡沫状痰,一般无抽搐、出血和肾衰竭表现。在心力衰竭控制后症状能好转。

3. 脑血管意外

患者有高血压病史，有头痛、头晕，突然昏迷，可发生偏瘫。

4. 癫痫

患者往往有抽风病史，有精神因素的诱因。患者一般无 DIC 和肾衰竭。

5. 其他非 DIC 原因引起的产后出血

一般可找到明确的病因，无凝血机制的改变。

6. 血栓栓塞性疾病

患者往往有高凝状态、下肢深静脉血栓的表现，一般无出血。

【治疗】

羊水栓塞没有特异性治疗方法。治疗目的是迅速纠正低氧血症和低血压，以防止母体出现缺血性损伤，并确保给胎儿提供足够的氧气供应。归纳为以下几方面。

1. 抗过敏

出现过敏性休克应该应用大剂量肾上腺糖皮质激素，常选用氢化可的松 100 ~ 200 mg 加入 5% 葡萄糖 100 mL 快速静脉滴注，再用 300 ~ 800 mg 加入 5% 葡萄糖 250 ~ 500 mL 静脉滴注，日量可达 500 ~ 1000 mg。

2. 供氧

保持呼吸道通畅，应争取正压持续给氧，合理目标是母体动脉血氧分压（arterial oxygen tension，PaO_2）>65 mmHg。面罩或气管插管正压给氧，必要时气管切开。供氧可减轻肺水肿，改善脑缺氧及其他组织缺氧。

3. 解除肺动脉高压

供氧只能解决肺泡氧压，而不能解决肺血流低灌注，必须尽早解除肺动脉高压，才能根本改善缺氧，预防急性右心衰竭、末梢循环衰竭和急性呼吸衰竭。常用药物有下列几种。

（1）罂粟碱　对冠状血管和肺、脑血管均有扩张作用，是解除肺动脉高压的首选药物。常用剂量为 30 ~ 90 mg 加入 10% ~25% 葡萄糖液 20 mL 缓慢静脉推注，日量不超过 300 mg。

（2）阿托品　解除肺血管痉挛，还能抑制支气管的分泌功能，改善微循环。常用剂量为 1 mg 加入 10% ~25% 葡萄糖液 10 mL，每 15 ~ 30 min 静脉推注 1 次，直至面色潮红、症状缓解为止。

（3）氨茶碱　具有解除肺血管痉挛，扩张冠状动脉及利尿作用，还有解除支气管平滑肌痉挛作用，常用剂量为 250 mg 加入 10% ~25% 葡萄糖液 20 mL 缓慢静脉推注。

（4）酚妥拉明　能解除肺血管痉挛，消除肺动脉高压。5 ~ 10 mg 加入 10% 葡萄糖液 100 mL，以 0.3 mg/min 速度静脉滴注。

4. 抗休克

羊水栓塞引起的休克比较复杂，与过敏、肺源性、心源性及 DIC 等多种因素有关。故处理时必须综合考虑。

（1）扩充血容量　休克时都存在有效血容量不足，应尽早、尽快扩充血容量。有条件者最好用肺动脉漂浮导管，测定肺毛细血管楔压（PCWP），边监测心脏负荷边补充血容量。如无条件测量 PCWP，可根据中心静脉压指导输液。无论用哪种监护方法，都应在插管的同时抽血 5 mL，作血液沉淀试验，涂片染色寻找羊水成分，并做有关 DIC 实验室检查。扩容液的选择，开始多用低分子右旋糖酐-40 或平衡液静脉滴注，并尽快补充新鲜血和血浆。

（2）纠正酸中毒　首次可给 5% 碳酸氢钠，先注入计算量的 1/2 ~ 2/3。最好做动脉血血气及酸碱测定，按失衡情况给药。

（3）调整血管紧张度　休克症状急骤而严重或血容量虽已补足但血压仍不稳定者，可选用血管活性药物，常用多巴胺 20 ~ 40 mg 加入

10% 葡萄糖液 250 mL 静脉滴注，可保证重要脏器血供。

5. 防治 DIC

（1）肝素钠　用于治疗羊水栓塞早期的高凝状态，尤其在发病后 10 min 内使用效果更佳。在应用肝素时以试管法测定凝血时间控制在 15 min 左右。肝素过量有出血倾向时，可用鱼精蛋白对抗，1 mg 鱼精蛋白对抗肝素 100 U。

（2）补充凝血因子　应及时输新鲜血、血浆、冷沉淀、纤维蛋白原等。补充纤维蛋白原 2 ~4 g/次，使血纤维蛋白原浓度达到 1.5 g/L。

（3）抗纤溶药物　纤溶亢进时，用氨甲环酸（0.5 ~1.0 g）或氨甲苯酸（0.1 ~0.3 g）加于 0.9% 氯化钠注射液或 5% 葡萄糖液 100 mL 静脉滴注，抑制纤溶激活酶，使纤溶酶原不被激活，从而抑制纤维蛋白的溶解。

6. 预防心力衰竭

可用快速洋地黄制剂静脉注射，必要时 4 ~6 h 重复 1 次。当血容量补足后，另辅以呋塞米静脉注射，防治心力衰竭，对提高抢救成功率具有重要意义。

7. 防治多器官损伤

羊水栓塞时受累器官除肺与心脏外，其次便是肾脏。为防止肾衰竭，在抗休克时必须注意肾的血灌注量，血容量未补充前不用或慎用缩血管药物，当血容量补足后，血压回升而每小时尿量仍少于 17 mL 时，应给予利尿药物治疗。无效者常提示急性肾衰竭，应尽早采用血液透析等急救措施。

8. 及时正确使用抗生素

预防感染应选用肾毒性小的广谱抗生素预防感染。

9. 产科处理

及时的产科处理对于抢救成功与否极为重要。羊水栓塞发生于胎儿娩出前,应积极改善呼吸循环功能、防止 DIC、抢救休克等。如子宫颈口未开或未开全者,应行剖宫产术;子宫颈口开全,根据情况可行产钳助产。术时及产后密切注意子宫出血等情况。若发生产后出血,需及时行子宫切除术,以去除病因并控制出血。

【预防】

如能注意以下数项,则对于预防羊水栓塞有利。

1. 人工破膜时不行剥膜。扩张宫颈和剥膜时均注意避免损伤,破膜后羊水可直接与开放的静脉接触,在宫缩增强的情况下易使羊水进入母体血液循环。

2. 人工破膜时必须在宫缩间歇时进行,减少羊水进入母体血液循环的机会。

3. 掌握剖宫产指征。

4. 掌握缩宫素应用指征,并严密观察,防止宫缩过强,在使用缩宫素时应专人看护。

5. 分娩时勿使宫缩过强,子宫收缩过强使宫腔内压力增高,可能引起子宫下段内膜破裂,则宫缩时羊水由间隙进入母体。

6. 对有诱发因素者,严密观察警惕本病的发生,如剖宫产、前置胎盘、胎盘早剥、急产等。

7. 避免产伤、子宫破裂、子宫颈裂伤等。

【常见护理诊断/问题】

1. 气体交换受损　与肺动脉高压致肺血管阻力增加及肺水肿有关。

2. 外周组织灌注无效　与弥散性血管内凝血及失血有关。

3. 有窒息的危险　与羊水栓塞、母体呼吸循环功能衰竭有关。

4. 恐惧　与病情危重、濒死感有关。

5. 潜在并发症　休克、肾衰竭、DIC。

【护理目标】

1. 产妇胸闷、呼吸困难症状有所改善。

2. 产妇能维持体液平衡，并维持最基本的生理功能。

3. 胎儿或新生儿安全。

4. 产妇病情平稳，恐惧感减轻。

【护理措施】

1. 羊水栓塞的预防

(1)密切观察产程进展，严格掌握子宫收缩药物的使用指征及方法，防止宫缩过强。

(2)人工破膜时不兼行剥膜，以减少子宫颈管部位的小血管破损；不在宫缩时行人工破膜。

(3)剖宫产术中刺破羊膜前保护好子宫切口，避免羊水进入切口处开放性血管。

(4)及时发现前置胎盘、胎盘早剥等并发症并及时处理，对死胎、胎盘早剥的孕产妇，应密切观察出、凝血等情况。

(5)中期妊娠引产者，羊膜穿刺次数不应超过3次；行钳刮术时应先刺破胎膜，待羊水流尽后再钳夹胎块。

2. 羊水栓塞患者的处理与配合

一旦出现羊水栓塞的临床表现，应及时识别并立即给予紧急处理。

(1)改善低氧血症

1)吸氧：出现呼吸困难、发绀者，立即面罩给氧，必要时行气管插管或气管切开正压给氧。保持呼吸道通畅，保证氧气的有效供给，可有效改善肺泡毛细血管缺氧，减轻肺水肿。同时，也可改善心、脑、肾等重要脏器的缺氧状态。

2)解痉：按医嘱使用阿托品、罂粟碱、氨茶碱等药物，以缓解肺动脉高压、改善肺血流灌注，预防呼吸、循环衰竭。

（2）抗过敏　在给氧的同时，按医嘱立即予肾上腺皮质激素静脉推注，以改善和稳定溶酶体，保护细胞，对抗过敏反应。通常首选氢化可的松100～200 mg加于5%～10%葡萄糖液50～100 mL快速静脉滴注，随后300～800 mg加入5%葡萄糖液250～500 mL静脉滴注。也可用地塞米松20 mg加25%葡萄糖液静脉推注，随后20 mg加5%～10%葡萄糖液静脉滴注。

（3）抗休克　按医嘱使用低分子右旋糖酐扩容，多巴胺或间羟胺升压，毛花苷丙纠正心力衰竭，5%碳酸氢钠纠正酸中毒等处理。

（4）防治DIC　早期抗凝，按医嘱使用肝素钠，以对抗羊水栓塞早期的高凝状态；及时输新鲜全血或血浆、纤维蛋白原，补充凝血因子；晚期抗纤溶，防止大出血。

（5）预防肾功能衰竭　补足血容量仍少尿者，按医嘱给予20%甘露醇或呋塞米等利尿剂。

（6）预防感染　严格无菌操作，按医嘱使用广谱抗生素预防感染。

（7）产科处理　原则上应在产妇呼吸循环功能得到明显改善，并已纠正凝血功能障碍后再处理分娩。

1）临产者密切观察产程进展、宫缩强度与胎儿情况。在第一产程发病者待产妇病情平稳后立即行剖宫产结束分娩，以去除病因；若在第二产程发病，可在条件允许的情况下经阴道助产结束分娩；密切观察出血量、血凝情况，若子宫出血不止，应及时报告医师做好子宫切除术的术前准备。

2）中期妊娠钳刮术中或于羊膜腔穿刺时发病者，应立即终止手术，积极实施抢救。

3）发生羊水栓塞时，若正在滴注缩宫素，应立即停止，同时严密监测患者的生命体征变化，同时做好出入量记录。

3. **提供心理支持**

对于神志清醒的患者,应给予安慰和鼓励,使其放松心情,配合治疗和护理。对于家属的恐惧情绪表示理解和安慰,适当的时候允许家属陪伴患者,向家属介绍患者病情的严重性,以取得配合。待病情稳定后与其共同制订康复计划,针对患者具体情况提供健康教育与出院指导。

【结果评价】

1. 产妇胸闷、呼吸困难症状改善。
2. 血压稳定、尿量正常,阴道流血量减少,全身皮肤、黏膜出血停止。
3. 胎儿或新生儿无生命危险,产妇出院时无并发症。
4. 产妇情绪稳定。

病例介绍

患者,女性,34 岁,入院时间:2014-02-06 5 : 00。主诉:G_3P_1,孕 38^{+3}周,不规则下腹痛 2 h。

生育史　1-0-1-1,2011 年顺产一女婴,体重 3300 g,体健。2013 年早孕人流 1 次。

现病史　该孕妇平素月经规则,5/30 d,末次月经:2013-05-10,预产期:2014-02-17。停经 30 余天自测尿 hCG(+),孕 16 周建卡,定期产检,D 筛查、B 超筛查及 OGTT 未见异常。今 3 : 00 时出现不规律腹痛,急诊就诊,NST 有反应,宫缩质弱,15″/10′,查宫颈容受 80%,宫口未开,先露头 S^{-3},遂收入院待产。

既往史　否认重大疾病史、否认手术外伤史。

体格检查　生命体征平稳,身高 166 cm,胎心 140 次/min,腹围 100 cm,子宫底 35 cm,胎儿估计 3500 g。骨盆情况:IS 26 cm;IC

28 cm;EC 19 cm;TO 8.75 cm。子宫颈容受80%,质软,中位。宫口未开,先露头 S^{-3}。

辅助检查 B超:宫内单胎,双顶径96 mm,腹围345 mm,股骨73 mm;胎盘Ⅲ级,位子宫底部。羊水指数100 mm。

初步诊断 孕 38^{+3} 周第3胎1产,未临产,头位。

入院后完善相关检查(血常规、凝血、生化、尿常规):正常范围。

2月6日7点宫口开2 cm,S^{-2},转产房待产,予分娩镇痛。11点宫口开3 cm,S^{-1};13点宫口开6 cm,S^{+1};15点宫口开6 cm,S^{+1},予人工破膜术+催产素静滴加速产程;17点宫口开7 cm,S^{+2};19点宫口开9 cm,S^{+2};20点宫口全开,S^{+3};22∶45 顺产一活婴,重4150 g,Apgar评分:1 min 9分,5 min 9分,22∶50胎盘娩出,胎盘娩出后见一阵阴道流血约800 mL,检查胎盘胎膜完整。查体:神清,贫血貌,血压95/60 mmHg,心率108次/min,呼吸20次/min,体温36.8 ℃。子宫质软,宫底脐上一指。

治疗措施

2014-02-06 8∶00出现规律宫缩,10∶00宫缩30″/3 ~4′,质中,胎心130次/min,宫口开3 cm,S^{-2},胎膜未破,转产房,行CST(-)。12∶00胎膜自破,羊水色清;宫缩30″/2 ~3′,质中,胎心142次/min,宫口开6 cm,S^{+1};14∶00宫缩40″/1 ~2′,质中,胎心142次/min,宫口全靠,S^{+2};15∶03顺娩一男婴,体重3450 g,Apgar评分:1 min 10分,5 min 10分,立即给予宫缩素20 U肌注。

15∶10胎盘娩出,胎盘检查未见明显缺损。第三产程失血300 mL,胎盘娩出后孕妇有持续性阴道流血,色鲜红,量较多约200 mL。

15∶25产妇诉有头晕,面色苍白,见阴道持续流血,测血压100/70 mmHg,脉搏80次/min,呼吸18次/min,血氧饱和度80%。心电监护中,吸氧,万汶500 mL静脉补充血容量,立即开通两路静脉。

15：30 阴道持续流血，色鲜红，无凝血块，子宫脐平，质硬，目前累计阴道出血约 800 mL，测血压 90/63 mmHg。

15：35 患者呼吸浅快，脉搏细速，弱，心率 110 次/min，四肢苍白湿冷，手测血压未测出。立即予地塞米松 20 mg 静推，罂粟碱 30 mg 静推，氢化可的松 200 mg 静滴，并同时申请输血，考虑阴道出血量与生命体征明显不相符，血氧饱和度下降，羊水栓塞可能性大，通知总值班启动抢救流程，通知医院抢救小组成员立即到场参与抢救，同时将产妇转手术室。

抢救过程中，产妇意识丧失，经气管插管、大剂量肾上腺糖皮质激素、输血（浓缩红细胞、新鲜冰冻血浆、低温冷沉淀）、纠正凝血功能（纤维蛋白原、凝血酶原复合物）、碳酸氢钠纠正酸中毒等治疗，产妇仍有活跃性阴道出血，出血累计 2000 mL，遂行子宫切除术。

产妇产后 7 d 出院，恢复好。

专家点评

该产妇表现为顺产后阴道持续流出不凝血，随即出现休克、血氧饱和度下降，阴道出血量与生命体征严重不相符，患者很快意识不清。早期诊断羊水栓塞，是抢救成功的关键一步。羊水栓塞分为爆发型和迟发型，爆发型羊水栓塞以呼吸和循环衰竭为主，临床症状可为突发的呼吸困难和心搏骤停，抢救成功率低。迟发型羊水栓塞往往以产后出血为首发症状，同时合并氧饱和度下降，并迅速出现休克、DIC，生命体征与出血量不相符，需重视迟发型羊水栓塞的早期诊断和早期治疗。对该病例迅速启动全院抢救小组，立即气管插管保持呼吸道通畅，大剂量肾上腺糖皮质激素抗过敏，输血和凝血物质纠正休克及凝血功能障碍，碳酸氢钠纠正酸中毒，因阴道持续有鲜红色不凝血，累积 2000 mL 时仍无好转趋势，及时行全子宫切除术，最终成功挽救产妇生命。此病例抢救成功得益于早期诊断、早期治疗和团队的有力合作。

第十一节　子宫破裂

子宫破裂是指在妊娠晚期或分娩过程中发生的子宫体部或子宫下段发生的破裂，是直接威胁母亲和胎儿生命的产科严重并发症。其发生率在发达国家如美国为0.04%～0.10%；而在发展中国家如我国的发生率为0.10%～0.55%；在不发达的国家和地区其发生率更高。近年国内报道子宫破裂孕产妇病死率约为12%，围产儿死亡率为90%左右，子宫破裂占产妇死亡总数的6.4%。

【病因】

在医疗资源丰富的国家，子宫破裂大多数既往有子宫手术史，尤其与剖宫产后阴道试产有关。在医疗资源有限的国家，许多子宫破裂病例与梗阻性分娩和缺乏获得手术分娩途径有关。

【临床表现及体格检查】

子宫破裂可发生在妊娠晚期或分娩期，多见于分娩过程中。通常子宫破裂是一个渐进的过程，多数可分为先兆子宫破裂和子宫破裂两个阶段。典型的临床表现为病理性缩复环、子宫压痛及血尿。

1. 先兆子宫破裂

主要表现为产妇烦躁不安、下腹胀痛难忍，并有排尿困难、血尿和少量阴道出血。体格检查：腹部检查可以发现病理缩复环，阴道检查有时可以发现梗阻的原因，常伴有胎儿心率异常。最常见的胎儿心率异常表现是胎儿心动过缓，这可能突然发生或在减速前发生，但没有可确定子宫破裂的特定胎心率的模式。

2. 子宫破裂

（1）完全性子宫破裂　主要表现为产妇突然感到下腹撕裂样剧烈疼痛，子宫收缩骤然停止，腹痛可暂时缓解。然后由于血液、羊水、胎儿等进入腹腔，又表现为全腹疼痛，并由于腹腔内出血导致血流动力学不稳定，产妇出现呼吸急促、面色苍白、脉搏细数、血压下降等休克征象。此时腹部检查全腹压痛及反跳痛，可在腹壁下扪及胎体，移动性浊音阳性，胎动和胎心消失。阴道检查发现宫颈口较前缩小，先露上升；若破口位置较低，可扪及子宫前壁裂口。

（2）不完全性子宫破裂　多见于子宫下段剖宫产切口瘢痕裂开，其特征为出血少，又加上腹膜覆盖，故缺乏明显的症状与体征，容易漏诊。但多数病例腹部检查子宫下段切口处有明显的压痛。

【辅助检查】

1. 胎心监护

子宫破裂前较为肯定的表现为胎儿心动过缓和（或）各种胎心率减速的出现，特别是晚期减速持续较长时间且不恢复。

2. 超声

超声是诊断子宫破裂以及先兆子宫破裂最常用的辅助检查手段。超声检查可能显示子宫肌层的断裂、与子宫切口瘢痕相邻的血肿、子宫外含液体的胎膜膨出、游离性腹腔积液、无羊水、子宫无内容物、在宫外出现胎儿骨骼和（或）胎儿死亡。子宫破裂发生后，胎儿及其附属物均排入腹腔，超声图像非常复杂，应按一定顺序进行检查：①先找已收缩的子宫；②寻找胎儿是否在腹腔内；③寻找胎盘。检查重点：观察子宫大小、内部回声，胎儿情况及腹腔积液情况，并结合临床进行诊断。如果发生了胎盘植入并子宫破裂，超声检查可提示腹腔积液，胎盘后间隙消失，该处子宫肌层低回声带变薄或消失，子宫壁片状液性暗区或胎盘后壁不规则片状液性暗区。彩色多普勒超声可见植入性胎盘与宫壁间出现异常血流，呈高速低阻。

3. MRI 和 CT

MRI 和 CT 能较为清楚地显示胎儿、胎盘以及子宫的关系，是子宫破裂超声诊断的重要补充手段。超声检查下隐匿的子宫裂开或破裂可能在 CT 或 MRI 上较好显示。CT 和 MRI 可能显示腹膜积气和与破裂相关的病理学表现，如肠梗阻和脓肿。

4. 腹腔穿刺以及后穹隆穿刺

可以明确腹腔内有无出血，但是一般这项检查阳性的患者其症状及体征也往往较明显，多可诊断，因此该项检查并非必需。

【诊断与鉴别诊断】

子宫破裂的诊断基于病史、症状、体征或影像学检查。在进行剖宫产后阴道试产的女性发生 1 个或更多如下症状和体征时应怀疑子宫破裂：胎心率异常、突发腹痛或腹痛加剧、子宫收缩减弱、阴道出血及血流动力学不稳定。

子宫破裂的鉴别诊断以患者出现的症状和体征为基础。腹痛、出血和胎心率改变可能需与胎盘早剥或羊膜腔内感染相鉴别。血流动力学不稳定伴随腹腔内出血，需与妊娠期急腹症相鉴别，包括肝破裂（可在重度子痫前期时发生）、脾动脉瘤破裂等。急腹症的病因有很多，在母体血流动力学稳定后行剖宫产术既能明确诊断，又能进行治疗性干预。

【临床处理】

1. 疑似破裂

血流动力学不稳定的患者应迅速给予补液和输血以稳定血流动力学情况，并准备尽快行剖宫产术。

告知麻醉人员帮助患者处理并提供分娩时的麻醉支持。根据患者的临床稳定性及分娩的紧急性选择行局部或全身麻醉；然而，对于有严重出血倾向的患者，因为有硬膜外血肿和脊髓血肿风险，所以硬膜外麻醉和脊髓麻醉通常是禁忌。

腹部切口的选择根据鉴别诊断中得出的主要诊断进行。横切口可以良好暴露子宫下段及盆腔，但是中线切口能为全面剖腹探查提供一个更好的暴露，包括子宫底部。

2. **子宫破裂**

在输液、输血、吸氧和抢救休克同时，无论胎儿是否存活均应尽快手术治疗。

子宫破口整齐、距破裂时间短、无明显感染者，或患者全身状况差不能承受大手术，可行破口修补术。子宫破口大、不整齐、有明显感染者，应行子宫次全切除术。破口大、撕伤超过宫颈者，应行全子宫切除术。手术前后给予大量广谱抗生素控制预防感染。

严重休克者应尽可能就地抢救，若必须转院，应输血、输液、包扎腹部后方可转送。

【预防】

目前没有可靠办法来预测既往有子宫手术史的女性的子宫破裂。对于既往有剖宫产手术史的产妇来说母亲年龄增加、孕龄变大、胎儿出生体重>4000 g、分娩间隔<18～24 个月和单层缝合子宫切口，均会增加其发生子宫破裂的风险。

预防措施包括：做好产前检查，有瘢痕子宫、产道异常等高危因素者，应提前入院待产。对前次剖宫产切口为子宫体部切口、子宫下段切口有撕裂、术后感染愈合不良者，均应行剖宫产终止妊娠。严密观察产程进展，警惕并尽早发现先兆子宫破裂征象并及时处理。严格掌握宫缩剂应用指征，应用缩宫素引产时应有专人守护或监护。

【常见护理诊断/问题】

1. 急性疼痛　与强直性子宫收缩、病理性缩复环或子宫破裂血液刺激腹膜有关。

2. 有心输出量减少的危险　与子宫破裂后大量出血有关。

3. 有感染的危险　与多次阴道检查、宫腔内损伤、大量出血等有关。

4. 悲伤　与切除子宫及胎儿死亡有关。

【护理目标】

1. 强直性子宫收缩得到抑制，产妇疼痛减轻。

2. 产妇低血容量得到纠正和控制。

3. 产妇无感染症状，白细胞总数和中性粒细胞分类正常。

4. 产妇情绪得到调整，哀伤程度减轻。

病例介绍

患者，女性，28 岁，因“G_1P_0，孕 33 周，突发下腹痛 2 h”急诊入院。

生育史　0-0-0-0。

现病史　患者平素月经规则。末次月经：2013-07-20，预产期：2014-04-27。停经 40 d，自测尿 hCG(+)，4 个月自觉胎动，无正规产检，与 2014-03-09(孕 33 周)晚 20 点无明显诱因出现下腹痛，无明显阴道流血，腹痛持续近 2 h 无缓解，且伴心悸，遂来院就诊。

既往史　2013 年 1 月行腹腔镜下子宫肌瘤下子宫肌瘤剥除术，术中见肌瘤位子宫底处，直径约 7 cm，局部压迫宫腔，剥除肌瘤过程中进入宫腔。

体格检查　T 37.4 ℃，P 124 次/min，BP 98/62 mmHg，R 24 次/min，腹肌紧张，全腹部压痛、反跳痛(+)，尤以宫底部压痛明显。宫缩间隔 2 ~3 min，持续 20 s，质中。胎心无法探及。阴道检查：宫口未开，宫颈未容受。

辅助检查　B 超检查：宫内单胎，头位，胎心未见；大量腹腔积液。

血常规：Hb 76 g/L，WBC 10.87×10^9/L，N 78%，PLT 125×10^9/L。凝血功能：正常范围。

初步诊断　腹痛待查；子宫破裂？

治疗措施

1. 开放静脉通路，输液，联系血库备血，完善术前检查及准备后立即手术。

2. 术中见盆腔积血约 1000 mL，宫底部见破口约长 5 cm，部分胎盘嵌顿子宫底破口处。

3. 予剖宫产娩出死婴并行子宫修补术。

4. 术后予抗生素预防感染，并告知再次妊娠的注意事项。

专家点评

产妇有子宫肌瘤剥除术史，为子宫破裂的高危因素。就诊时表现为腹痛伴心悸，体征：血压上升，心率增快，表现为休克代偿期。全腹肌紧张，压痛、反跳痛（+），宫底部肌瘤剥除部位为甚，胎心未及，阴道检查宫口未开，结合 B 超检查腹腔大量积液，故内出血（子宫破裂）可能性大，及时开放静脉通路，行剖腹探查证实为子宫破裂导致的腹腔内出血。目前临床上发生的子宫破裂，以瘢痕子宫孕期和阴道试产过程中发生子宫破裂为主，梗阻性难产导致的子宫破裂减少，尤其是子宫肌瘤剥除术后的孕妇，值得警惕。故针对此类患者，应仔细询问病史，加强体格检查，加强监护并严格掌握阴道试产的适应证显得尤为重要！

第十二节　产褥感染

产褥感染指产褥期内生殖道受病原体侵袭，引起局部或全身感染，其发病率为6%。产褥病率指分娩24 h以后的10 d内，每天测量体温4次，间隔时间4 h，有2次体温≥38 ℃（口表）。产褥病率常由产褥感染引起，但也可由生殖道以外感染如急性乳腺炎、上呼吸道感染、泌尿系统感染、血栓静脉炎等原因所致。产褥感染、产后出血、妊娠合并心脏病及严重的妊娠期高血压疾病是导致孕产妇死亡的四大原因。

【临床表现】

发热、疼痛、异常恶露，为产褥感染的三大主要症状。由于感染部位、程度、扩散范围不同，其临床表现也不同。依感染发生部位，分为会阴、阴道、宫颈、腹部切口、子宫切口局部感染、急性子宫内膜炎、急性盆腔结缔组织炎、腹膜炎、血栓性静脉炎、脓毒血症及败血症等。

1. 急性外阴、阴道、宫颈炎

分娩时会阴部损伤或手术产导致感染，以葡萄球菌和大肠埃希菌感染为主。会阴裂伤或会阴后侧切开部位是会阴感染的常见部位，表现为会阴部疼痛，坐位困难，可有低热。局部伤口红肿、发硬、伤口裂开，压痛明显，脓性分泌物流出，较重时可出现低热。阴道裂伤及挫伤感染表现为黏膜充血、水肿、溃疡、脓性分泌物增多。感染部位较深时，可引起阴道旁结缔组织炎。宫颈裂伤感染向深部蔓延，可引起盆腔结缔组织炎。

2. 子宫感染

包括急性子宫内膜炎、子宫肌炎。病原体经胎盘剥离面侵入，扩散至子宫蜕膜层称为子宫内膜炎，侵入子宫肌层称为子宫肌炎，两者常伴发。若为子宫内膜炎，子宫内膜充血、坏死，阴道内有大量脓性分泌物且有臭味。若为子宫肌炎，表现为腹痛，恶露增多呈脓性，子宫压痛明显，子宫复旧不良，可伴发高热、寒战、头痛、白细胞明显增高等全身感染症状。

3. 急性盆腔结缔组织炎和急性附件炎

病原体沿宫旁淋巴和血行达宫旁组织，出现急性炎性反应而形成炎性包块，同时波及输卵管、卵巢，形成急性附件炎。如未能有效地控制炎症，炎症可继续沿阔韧带扩散，直达侧盆壁、髂窝、直肠阴道隔。临床表现下腹痛伴肛门坠胀，可伴寒战、高热、脉速、头痛等全身症状。体征为下腹明显压痛、反跳痛、肌紧张，宫旁组织增厚，有时可触及肿块，肠鸣音减弱甚至消失，白细胞持续升高，中性粒细胞明显增加。

4. 急性盆腔腹膜炎及弥漫性腹膜炎

炎症继续发展，扩散至子宫浆膜，形成盆腔腹膜炎，继而发展成弥漫性腹膜炎，产妇全身中毒症状明显，出现高热、恶心、呕吐、腹胀，下腹部明显压痛、反跳痛。腹膜面分泌大量渗出液，纤维蛋白覆盖引起肠粘连，也可在直肠子宫陷凹形成局限性脓肿，若脓肿波及肠管与膀胱出现腹泻、里急后重与排尿困难。急性期治疗不彻底可发展成盆腔炎性疾病后遗症而导致不孕。

5. 血栓静脉炎

多由厌氧性链球菌引起。盆腔内血栓静脉炎常侵及子宫静脉、卵巢静脉、髂内静脉、髂总静脉，盆腔静脉炎向下扩散可形成下肢深静脉炎。病变单侧居多，产后 1～2 周多见，表现为反复高热、寒战、下肢持续性疼痛，症状可持续数周或反复发作。下肢血栓静脉炎，病变多在股静脉、腘静脉及大隐静脉，多继发于盆腔静脉炎，表现为弛张热，下肢持续性疼痛，局部静脉压痛或触及硬索状，使血液回流受阻，引起下肢水肿,皮肤发白,习称“股白肿”。局部检查不易与盆腔结缔组织炎鉴别。若小腿深静脉有栓塞,可有腓肠肌和足底部压痛。小腿浅静脉炎症时,可出现水肿和压痛。若患侧踝部、腓肠肌部和大腿中部的周径>健侧 2 cm 时,可做出诊断。

6. 脓毒血症及败血症感染

血栓脱落进入血液循环可引起脓毒血症,随后可并发感染性休克和迁徙性脓肿(肺脓肿、左肾脓肿)。若病原体大量进入产妇血液循环并繁殖形成败血症,表现为持续高热、寒战、全身明显中毒症状,可危及生命。

【诊断】

1. 病史

详细询问病史及分娩全过程,对产后发热者,首先考虑为产褥感染,再排除引起产褥病率的其他疾病。

2. 症状

不同部位的感染有相应的症状。

(1)发热　少数有寒战、高热。

(2)疼痛　局部伤口痛、下腹部痛或下肢痛伴行走不便,肛门坠痛。

(3)恶露不净有异味。

3. 全身及局部检查

仔细检查腹部、盆腔及会阴伤口,确定感染部位和严重程度。

4. 辅助检查

B 超、彩色多普勒超声、CT、磁共振成像等检测手段,能够对感染形成的炎性包块、脓肿,做出定位及定性诊断。

5. 确定病原体

通过宫腔分泌物、脓肿穿刺物、后穹隆穿刺物做细菌培养和药物敏感试验，必要时需作血培养和厌氧菌培养。病原体抗原和特异抗体检测可以作为快速确定病原体的方法。

【鉴别诊断】

主要与上呼吸道感染、急性乳腺炎、泌尿系统感染相鉴别。鉴别要点见表3-1所示。

表3-1　产褥期出血常见疾病鉴别诊断

病因	主要临床表现
胎盘胎膜残留	发生在产后10 d左右，由残留组织变性、坏死脱落引起
子宫胎盘附着部位复旧不全	产后2周，血栓机化、脱落，血窦重新开放
感染	子宫内膜炎引起宫缩乏力、复旧不全导致大量出血
剖宫产术后子宫切口裂开	术后2~3周，大量阴道出血
肌瘤（滋养细胞肿瘤、黏膜下肌瘤）	产褥期长时间、新发的阴道流血、突然量增多
子宫动脉假性动脉瘤或动静脉畸形	突发的大量阴道出血，较罕见

【临床处理】

1. 支持疗法

加强营养并补充足够维生素，增强全身抵抗力，纠正水、电解质失衡。病情严重或贫血者，可多次少量输新鲜血或血浆，以增强抵抗力。取半卧位，利于恶露引流或使炎症局限于盆腔。

2. 切开引流

会阴切口或腹部切口感染，及时行切开引流术；疑盆腔脓肿可经腹或后穹隆切开引流。

3. 应用抗生素

未能确定病原体时，应根据临床表现及临床经验，选用广谱高效抗生素，然后依据细菌培养和药敏试验结果，调整抗生素种类和剂量，保持有效血药浓度。抗生素使用原则：应选用广谱抗生素，同时能作用于革兰氏阳性菌、革兰氏阴性菌、需氧菌和厌氧菌的抗生素。应用抗生素72 h，体温无持续下降，应及时重新评估，酌情更换抗生素。当中毒症状严重者，短期加用肾上腺皮质激素，提高机体应激能力。

4. 抗凝治疗

产后发热、产褥感染是产后静脉血栓形成的高危因素，诊断产褥感染应及时预防性使用速碧林等药物抗凝治疗。发生血栓性静脉炎时，在应用大量抗生素同时，可使用肝素钠、尿激酶等药物治疗。用药期间监测凝血功能。另可口服阿司匹林等，也可用活血化瘀中药治疗。

5. 手术治疗

如有胎盘胎膜残留，在经有效抗感染同时，清除宫腔内残留物。患者急性感染伴发高热，应有效控制感染和体温下降后，再彻底刮宫，避免因刮宫引起感染扩散和子宫穿孔。子宫严重感染，经积极治疗无效，炎症继续扩散，出现不能控制的出血、败血症或脓毒血症、DIC时，应及时行子宫切除术，清除感染源，抢救患者生命。

【常见护理诊断/问题】

1. 体温过高　与病原体感染及产后机体抵抗力降低有关。
2. 急性疼痛　与感染有关。

【护理目标】

1. 产妇感染得到控制，体温正常，舒适感增加。
2. 产妇疼痛减轻至缓解。

【护理措施】

1. 一般护理

注意保暖，保持病室安静、清洁、空气新鲜。保持床单、衣物及用物清洁。保证产妇休息。加强营养,给予高蛋白、高热量、高维生素易消化饮食。鼓励产妇多饮水,保证足够的液体摄入。产妇出现高热、疼痛、呕吐时做好症状护理,解除或减轻不适。产妇取半卧位以利恶露引流。

2. 心理护理

耐心解答家属及患者的疑虑,向其讲解疾病的知识,让其了解病情和治疗护理情况,增加治疗信心,缓解疑虑情绪。

3. 病情观察

密切观察产后生命体征的变化,尤其体温,每4 h测1次。观察是否有恶心、呕吐、全身乏力、腹胀、腹痛等症状。同时观察记录恶露的颜色、性状与气味,子宫复旧情况及会阴伤口情况。

4. 治疗配合

根据医嘱进行支持治疗,增强抵抗力。配合做好脓肿引流术、清官术、后穹隆穿刺术、子宫切除术的术前准备及护理。遵医嘱应用抗生素及肝素。应用抗生素时注意抗生素使用的间隔时间,维持血液中有效浓度。应用肝素期间要注意监测凝血功能。严重病例有感染性休克或肾功能衰竭者,应积极配合抢救。

5. 健康教育

与出院指导加强孕期卫生,临产前2个月避免性生活及盆浴,加强营养,增强体质。及时治疗外阴炎、阴道炎、宫颈炎症等慢性疾病。避免胎膜早破、滞产、产道损伤、产后出血等。消毒产妇用物,接产严格无菌操作,正确掌握手术指征。必要时应用广谱抗生素预防感染。教会产妇自我观察,会阴部要保持清洁干净,及时更换会阴垫;治疗期间不要盆浴,可采用淋浴。指导患者采取半卧位或抬高床头,促进恶露引流,防止感染扩散。产褥期结束返院复查。

【结果评价】

1. 出院时，产妇体温正常、疼痛减轻、舒适感增加。

2. 出院时，产妇产褥感染症状消失，无并发症发生。

病例介绍

患者，女性，36 岁，主诉“剖宫产术后第一天，高热伴寒战不适 5 min”。

生育史 0-0-0-0。

现病史 产妇于 2016-01-29 18：00 因“G_4P_0 孕 38^{+6}周，见红伴不规则腹胀半天”入院。孕 13 周来院初诊登记，BMI 17.2kg/m^2（体重 43 kg，身高 158 cm）。2008 年、2009 年、2010 年 3 次孕早期完全流产史，诊断：习惯性流产史（免疫因素）。本次妊娠予环孢素、黄体酮治疗至孕 3 个月。年龄 36 岁行 NIPT（无创产前 DNA 检测，non-invasive prenatal testing）低危。孕 27 周 OGTT 空腹血糖 4.5 mmol/L；餐后 1 h 血糖 10.5 mmol/L；餐后 2 h 血糖 9.8 mmol/L，诊断“妊娠期糖尿病”。营养门诊就诊，予饮食和运动指导。孕期血糖控制良好。入院诊断 G_4P_1 孕 38^{+6}周，胎方位 LOA 未临产；妊期糖尿病高龄初产；习性流产史。入院后完善相关实验室辅助查，查血常规、尿常规、肝肾功能、凝血血栓检查未见并常。2016-01-30 1：20 宫口开全后因“胎儿宫内窘迫、相对头盆不称”短期内无法经阴道分娩急诊行宫产术，术前 30 min 抗生素：NS 100 mL+头孢替安 1 g 静脉滴注。手术时间 1.5 h（2016-01-30 1：30～3：00）。1：33 娩一活男婴，体重 2870 g，Apgar 评分：1 min 8 分，5 min 9 分，羊水清。缩宫素 20 U 宫体注射，20 U 加入补液中静滴。胎盘自然剥离。子宫切口缝合：第一层连续扣锁缝合子宫肌层，第二层连续褥式缝合子宫浅肌层，第三层连续缝合子宫浆膜层。术后探查子宫外观和双侧附件未见异常。手术过程顺利，术中出血 300 mL。术中子宫收缩差，予欣母沛 250 μg 宫体注射、卡贝缩宫素 100 μg 静滴后好转。术中行宫腔一般细菌培养+甲硝唑冲洗盆腹腔及腹部切口，术后卡孕 2 粒肛塞。术后 2 h 观察未见异常，转病房。

术后予禁食、补液、监测血糖、心电监护，头孢替安 1 g 静脉湍流 Bid，速碧林 3/4 支皮下注射 qd（术后 12 h 起）。

2016-01-31 11：00 产妇有畏寒伴寒战，体温 39.2 ℃，无头痛、头晕、流涕，无咽痛、咳嗽、咳痰，无腹痛、腹胀及腹泻，无尿频、尿急、尿痛。

既往史　10 年前因气胸行保守性治疗，术后肺功能正常。孕前因拟行 IVF-ET 术于外院行宫腔镜检查，诉过程顺利，未见异常。本次妊娠为自然受孕。

体格检查　T 39.2 ℃，P 98 次/min，R 19 次/min，BP 114/65 mmHg。神志清醒，营养好，轻度贫血貌，自主体位，对答切题，查体合作。皮肤黏膜无黄染，无瘀点瘀斑。全身浅表淋巴结未扣及肿大。五官端正，角膜透明，结膜无水肿。口腔黏膜无溃疡，咽部无充血。气管居中，甲状腺随吞咽活动，未扪及肿块。胸廓对称，呼吸平稳。双肺呼吸音清，未闻及干湿啰音。心率 98 次/min，心律齐，各膜区听诊未闻及异常心音。双乳房软，未及硬结，无乳胀。腹软，全腹无明显压痛及反跳痛。肝脾区无压痛，Murphy 征（-）。腹部切口无红肿，无渗血渗液。宫底平脐，质硬，恶露少。肠鸣音 4 次/min。保留导尿管通畅，尿液清亮。双区无叩击痛。生理反射存在，病理反射未引出。

诊治措施　予急查血常规：Hb 104 g/L，WBC 13.93×10^9/L，N 92%，PLT 178×10^9/L，CRP>160 mg/L，降钙素原 0.10 ng/mL，并送血培养。继续头孢替胺 1.0 g Bid 静脉滴注抗感染治疗。

2016-02-01 体温未平稳，予更改抗生素为 NS 100 mL+头孢西丁 1.0 g 静脉滴注 q 8 h，左氧氟沙星（来立信）100 mL 静脉滴注 Bid 抗感染治疗，暂禁母乳。

2016-02-02 术后第 3 天，体温仍未平稳，心肺听诊未见异常，宫体轻压痛。予查胸部平片未见异常。因“仍有体温波动，予以药物和物理降温后最高达 38 ℃”，请本院临床药师会诊，根据产妇的目前体重和抗生素使用效果等，调整抗生素：磷霉素 4.0 g q 12 h 续以泰能 1.0 g q 8 h。

2016-02-06 术后第7 天 B 超示：“宫腔分离 16 mm 见多枚点状强回声，后陷凹积液 27 mm”。提示“宫腔积液伴点状强回声”。

2016-02-08 血培养电话报告：疑似厌氧菌感染，具体菌种待培养鉴定。奥硝唑 0.5 g Bid，停磷霉素。

2016-02-10 体温波动在 37 ~ 38 ℃，再次送血培养。

2016-02-11 血培养：小韦荣球。

2016-02-14 B 超：内膜隐约见，单层 5 mm，宫腔分离 16 mm，宫腔内见数枚点状强回声，范围约 98 mm×54 m×32 mm，彩色血流不明显，与子宫前壁下段分界不清。盆腔积液：后陷凹 29 mm。提示：“宫腔积液伴点状强回声结构，盆腔积液”。

会诊：①尽量引流宫腔积液，引流液行细菌培养+真培养；②泰能可加量至 1 g q 6 h，必要时 2 g q 8 h；③可停用奥硝唑，感染控制不佳时再联合应用奥硝唑；④注意随访血常规、肝肾功能、尿常规等，必要时复查血培养+药敏。注意二重感染。根据外院会诊意见，抗生素泰能加量至 1 g q 6 h。

与家属谈话后，因“产后发热、宫腔占位待查”予 B 超监护下行扩宫颈术备清宫术。予消毒外阴、阴道及宫颈后，取宫腔分泌物送一般细菌培养+真菌培养。手术顺利，见陈旧性积血块和蜕膜组织，量约 60 mL。术后超声：“宫腔内见回声紊乱区，范围约 60 mm×29 mm，与子宫肌层分界不清”。术后继续抗炎、抗凝治疗，口服米非司 100 mg 口服 q 12 h×5 d。

2016-02-16 第 2 次血培养阴性。术后病理示：（宫腔制出物）血块中见高度退化的蜕膜组织及炎性坏死组织。

2016-02-18 超声示:“宫腔内强回声结构,74 mm×42 mm,与子宫前壁下段分界不清。子宫前壁下端切口处强回声区 19 mm×12 mm×20 mm”。超声主任医师会诊考虑宫腔感染可能大。

因该患者“血培养证实厌氧菌感染,经广谱抗生素治疗近 3 周病情仍未治愈,宫腔感染病灶大”,2016-02-19 经产科医疗安全办公室主持产科科内讨论,根据病史、辅助检查、体格检查、B 超会诊意见等制订后续诊疗计划:①中医科会诊辨证施治;②腹部继续敷大黄芒硝;③甲硝唑 200 mL 宫腔冲洗 qd,根据药敏试验结果适时更改冲洗液和抗生素;④加强支持治疗:输白蛋白、血浆;⑤继续速碧林治疗。

与患者及家属谈话,交代病情及诊疗计划,患者拒绝输白蛋白及血浆,同意宫腔冲洗。2016-02-19 至 2016-02-24 每天予甲硝唑 200 mL 宫腔冲洗,宫腔冲洗时见宫腔脓液引流通畅。2016-02-24 患者主诉“阴道有组织物脱出阴道口”,予行 B 超监护下宫腔组织物取出术。2016-02-25 复查超声示:“子宫腔扩张,符合病史。子宫切口处混合性结构,符合术后病史。”手术顺利,术后一般情况可。病理:“宫腔组织物高度退化组织,表面见急性炎性坏死组织。阴道排出物高度退化组织伴钙化和中性粒细胞浸润。”26、27 两天继续甲硝唑冲洗宫腔。2016-02-27 予停泰能,改口服红霉素 0.25 g q 6 h 口服,连续 5 d 体温正常,肝胆胰脾 B 超(2016-03-01)未见明显异常,复查 B 超:“子宫前壁下段混合结构 24 mm×46 mm×18 mm,符合术后表现;内膜不均。”术后恢复可。于 2016-03-02 出院。2016-03-22 产后 52 d 门诊复诊,复查B 超未见异常。

专家点评

小韦荣球菌是革兰氏阴性的厌氧球菌,一般存在于口腔、胃肠道和阴道。厌氧菌感染通常为内源性,其主要特征为化脓,有明显的脓肿形成及组织破坏。若感染扩散,可导致子宫切口裂开、晚期产后出血、败血症、毒血症、感染性血栓性静脉炎、血栓栓塞致心脑血管意外甚至子宫切除等,危及产妇生命。该病例血培养结果是小韦荣球菌,属于临床比较少见的菌血症病原体,责任医师根据患者的病情变化及时使用广谱抗生素控制病情,运用抗凝剂预防血栓形成,避免了感染向盆腔外扩散。在静脉使用广谱抗生素、病情迁延不愈的情况下经讨论选择增加甲硝唑宫腔冲洗的抗生素局部治疗方案,保证感染病灶局部维持较高的抗生素浓度并使炎症渗出物向宫腔外引流,最终使大块感染的炎症坏死组织能顺利取出。严重宫腔感染能保住子宫实属不易。

参考文献

[1]谢幸,孔北华,段涛. 妇产科学[M]. 9版. 北京:人民卫生出版社,2018.

[2]向阳,宋鸿钊. 滋养细胞肿瘤学[M]. 北京:人民卫生出版社,2011.

[3]曹泽毅. 中国妇科肿瘤学[M]. 北京:人民军医出版社,2011.

[4]沈铿,马丁. 妇产科学[M]. 北京:人民卫生出版社,2015.

[5]万学红,卢雪峰. 诊断学[M]. 8版. 北京:人民卫生出版社,2013.

[6]李晓梅,梁巧霞. 临床医学诊疗丛书·妇产科分册[M]. 北京:军事医学科学出版社,2008.

[7]魏丽惠. 妇产科急症诊断与治疗[M]. 西安:世界图书出版西安公司,2003.

[8]李磊,连岩,王谢桐. 胎盘缺血与胎盘早剥[J]. 中国实用妇科与产科杂志,2016,32(4):312-315.

[9]中华医学会围产医学分会. 电子胎心监护应用专家共识[J]. 中华围产医学杂志,2015,18(7):486-490.

[10]华克勤,丰有吉. 实用妇产科学[M]. 3版. 北京:人民卫生出版社,2013.

[11]中华医学会妇产科学分会. 胎盘早剥的临床诊断与处理规范[J]. 中华妇产科杂志,2012,47(12):957-958.

[12]中华医学会妇产科学分会产科学组. 产后出血预防与处理指南(2014)[J]. 中华妇产科杂志,2014,49(9):641-646.

[13]李川苹,张莉. 子宫内翻的诊断及处理[J]. 医学信息,2011,24(4):2408-2409.

[14]张建平,王望华. 子宫破裂的诊断和治疗[J]. 中国实用妇科与产

科杂志,2011,27(2):118-120.

[15]曹泽毅.中华妇产科学[M].3 版.北京:人民卫生出版社,2014.

[16]张希德.内科临床思维[M].北京:科学出版社,2007.

[17]余艳红,陈叙.助产学[M].北京:人民卫生出版社,2017.

[18]冯慧芬,张景华.全科医师临床诊疗思维[M].郑州:郑州大学出版社,2021.